传道

授业

解惑

柯干中醫傳承集

主　　编　柯　干　王婷婷
副 主 编　邱夏桑　何贵平　李小军
编　　委　（按姓氏笔画排序）
　　　　　马明芬　叶泽诚　朱玲玲　朱莉其
　　　　　杨笑颖　汪佳佳　宋聪琳　陈　峥
　　　　　陈宝军　金爱红　胡灵敏　赖权安
书名题字　原浙江省卫生厅厅长　张承烈

人民卫生出版社
·北京·

**图书在版编目（CIP）数据**

柯干中医传承集 / 柯干，王婷婷主编. — 北京：
人民卫生出版社，2022.9
ISBN 978-7-117-33461-7

Ⅰ.①柯… Ⅱ.①柯… ②王… Ⅲ.①中医临床 – 经
验 – 中国 – 现代 Ⅳ.①R249.7

中国版本图书馆 CIP 数据核字（2022）第 150981 号

| | | |
|---|---|---|
| 人卫智网 | www.ipmph.com | 医学教育、学术、考试、健康，购书智慧智能综合服务平台 |
| 人卫官网 | www.pmph.com | 人卫官方资讯发布平台 |

柯干中医传承集
Ke Gan Zhongyi Chuanchengji

主　　编：柯　干　王婷婷
出版发行：人民卫生出版社（中继线 010-59780011）
地　　址：北京市朝阳区潘家园南里 19 号
邮　　编：100021
E - mail：pmph @ pmph.com
购书热线：010-59787592　010-59787584　010-65264830
印　　刷：北京汇林印务有限公司
经　　销：新华书店
开　　本：710×1000　1/16　印张：12　插页：12
字　　数：145 千字
版　　次：2022 年 9 月第 1 版
印　　次：2022 年 9 月第 1 次印刷
标准书号：ISBN 978-7-117-33461-7
定　　价：59.00 元

打击盗版举报电话：010-59787491　E-mail：WQ @ pmph.com
质量问题联系电话：010-59787234　E-mail：zhiliang @ pmph.com
数字融合服务电话：4001118166　　E-mail：zengzhi @ pmph.com

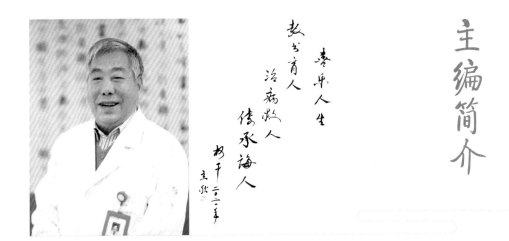

主编简介

　　**柯干**，1940年5月出生，浙江温州人，主任中医师。1965年毕业于浙江中医学院（现浙江中医药大学）。第三批全国老中医药专家学术经验继承工作指导老师，浙江省名中医，浙江省中医药学会"终身荣誉奖"获得者，浙江省名中医研究院研究员，中华全国中医学会浙江分会首届常务理事、第二届理事，浙江省中医学会第三届理事，浙江省首届医古文研究会副主任委员，浙江省中等专业学校教师高级职务评审委员会委员，浙江省中等卫校校际大组组长。曾任台州卫生学校校长；台州市中医学会第一、第二、第三届副会长，第四届名誉会长。

　　从事教学、临床多年，平素治学严谨，精益求精。2003年起，受卫生部与浙江省卫生厅委托，担任了指导与培养中医学术继承人的任务。在治疗上，博采群方，结合体会，摸索规律，兼取众长，在地区乃至省内中医界享有盛誉，深受广大患者信任。曾在国内医学期刊发表多篇学术论文。1998年主编出版《中医学概要》，被作为农村社区医学教材。曾主持浙江省中专中医自学考试"中医内科""中医学基础"出题工作，参与浙江省医古文研究会委托的《医古文辅导资料》翻译工作。涉迹中医学近 60 年，集临床医、教、研一体，医术精湛，临证思路开阔，辨证层次清晰，善将传统中医理论与现代研究融会贯通，在临床实践中，对肝、胆、脾、胃疾患有较深研究，并取得了一定成效。对常见病症和疑难病症的中医治疗积累了丰富的经验，特别对慢性病毒性肝炎、肝硬化、慢性浅表性胃炎的中医治疗有较深的研究。

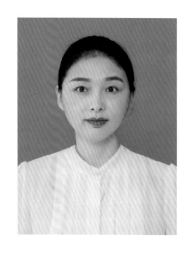

王婷婷，女，博士，副主任中医师，毕业于黑龙江中医药大学，现就职于浙江省台州医院中医科。浙江省中西医结合学会肿瘤专业委员会青年委员会委员，中华中医药学会民间特色诊疗技术研究分会委员。

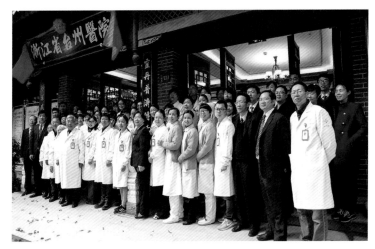

◀ 台州医院国医馆
开馆仪式

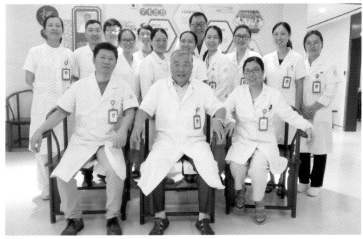

◀ 柯干名老中医
传承工作室全
体成员

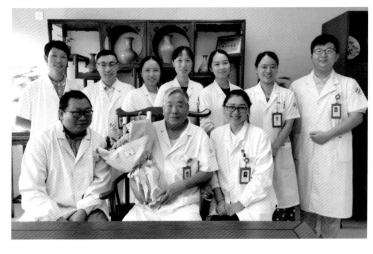

◀ 感谢师恩

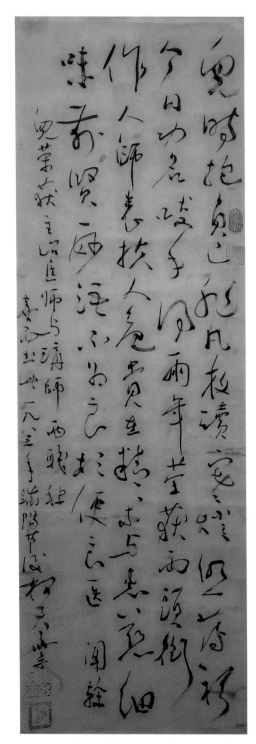

◀ 先父柯天弃先生鼓励
　与叮嘱

6

# 同窗寄语

传承创新祖国医学
弘扬发展中医药文化

辛丑孟月 王绪鳌

著名中医肿瘤专家、
原浙江省卫生厅副厅长
王绪鳌

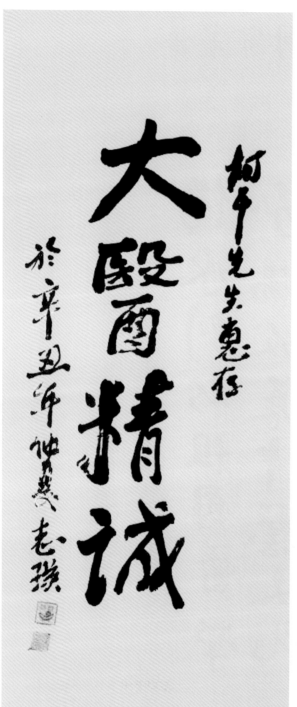

柯干先生惠存

大醫精誠

於辛丑年仲夏 志瑛

悬壶济世

贺祯幹兄弘扬中华文化传承中医精华

辛丑年仲秋钱塘陈光华书

浙江中医药大学教授、著名中医肝病专家、杭州求是书画社首任社长、浙江省老年书画研究会副会长　陈光华

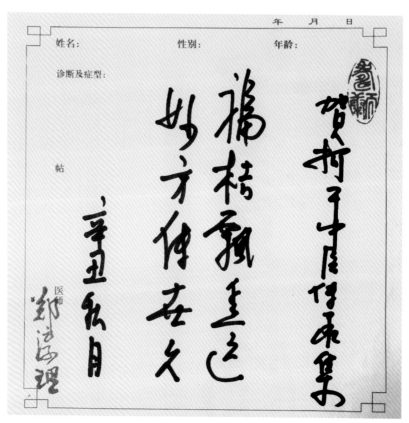

▲ 第三批全国老中医药专家学术经验继承工作指导老师、浙江省名中医、绍兴市中医院原院长、绍兴市政协原副主席、绍兴市"医师终身荣誉"获得者　郑淳理

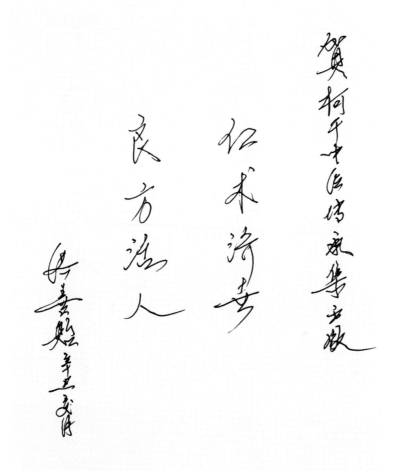

▲ 第三批全国老中医药专家学术经验继承工作指导老师、浙江省名中医、宁波市中医院原院长　洪善贻

馥醫粹德

祝枸杼中醫傳承業付梓

辛丑荷月一莊時棠海

▲ 第二批全国老中医药专家学术经验继承工作指导老师、浙江省名中医、宁波市中医院原
　副院长　叶海

传承精华

守正创新

《柯干中医传承集》付梓以贺

辛丑年仲春同窗好友胡斌

▲ 第三批全国老中医药专家学术经验继承工作指导老师、浙江省
名中医、金华市中医医院原党委副书记　胡斌

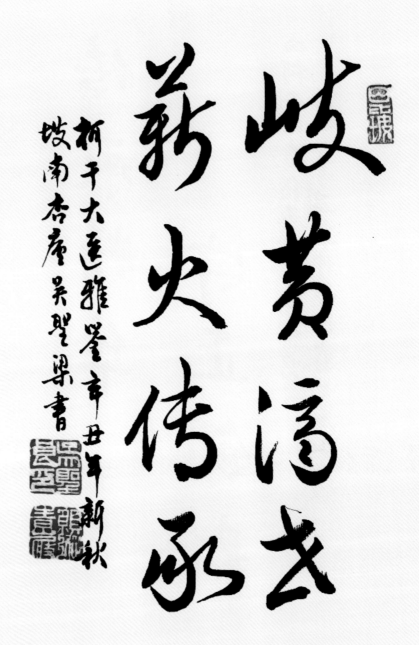

岐黄流芳 薪火传承

柯干大医雅鉴 辛丑年新秋
坡南杏庐 吴圣梁 书

▲ 主任中医师、平阳县中医院首任院长、平阳县政协原副主席　吴圣梁

# 学生赠言

# 患者心声

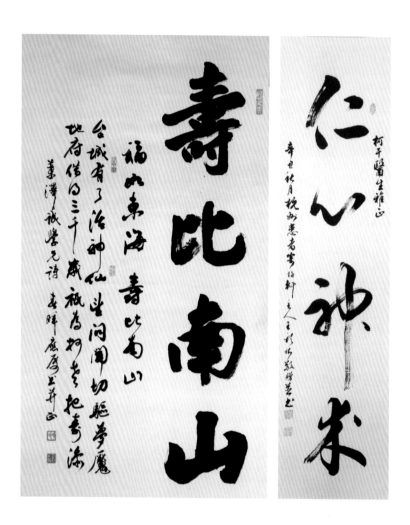

# 授业

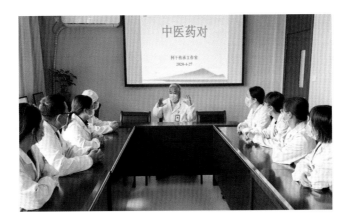

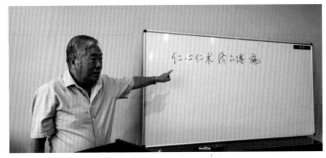

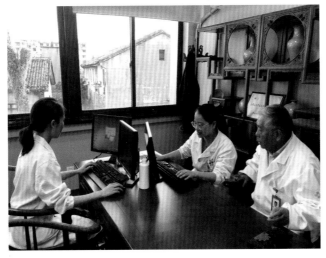

# 解惑

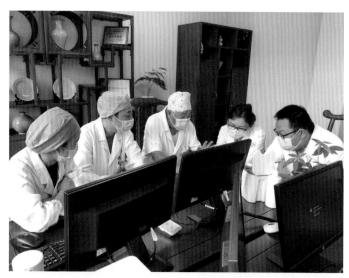

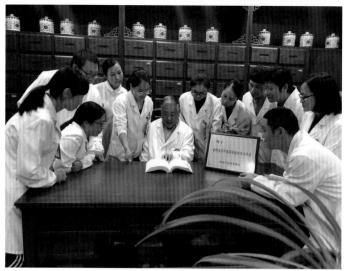

# 吴 序 <sup>*</sup>

　　中华文化，中医中药，源远流长，博大精深，五千年的华夏文明，薪火相传，不断发展，不断创新，形成了光辉灿烂的中医文化。国家启动名医工作室是中医现代的传承形式之一，借助信息技术融入传统拜师学艺形式，旨在培养高级中医人才。几年来，全国实施数批名医工作室，硕果累累。

　　浙江省台州医院全国名老中医药专家传承工作室柯干主任中医师，1965 年毕业于浙江中医学院，从事中医药教学临床科研工作近一甲子，初任职于台州卫生学校中医学科教师、渐次擢升校长之职，后入主台州医院中医科，成为学科带头人。培养了无数中医药人才，其中有不少成为国内知名专家学者，如上海中医药大学附属岳阳中西医结合医院首席教授博导吴焕淦，复旦大学附属肿瘤医院院长博导陈震，浙江大学基础医学院教授博导邵吉民等。近 60 年的寒耕暑耘，桃李满园，杏林春暖，无愧于台州地区中医界的领军人物。其团队整理了《柯干中医传承集》，收入一百多例临床验案，汇集了内科常见病及疑难杂病完整案例，融症因脉治、理法方药为一体，思维缜密，辨证精准，揭示其深厚的学术功底和丰富的临床经验，启迪后学，汲取精华。尤其擅长治疗肝胆疾病和脾胃疾病，柴虎汤和双花胃灵汤为代表方剂，临床辨证运用，效果显著。

　　医案是医家的实践记录。江瓘《名医类案·自序》云："今予斯编，虽未敢僭拟先哲，然宣明往范，昭示来学，既不诡于圣经，复易通乎时俗，指迷广见，或庶几焉耳。"《名医类案》是中医医案学的奠基之作，对后世中医医案的整理和研究有很大的影响。团队编辑的《柯干中医传承集》，同样是继往开来，传承后学，工作室为案集付出辛勤劳动，韦编三绝，成绩斐然。

所谓传承，指师徒间传授和继承学问、技艺、教义的过程。师者，恭德慎行，传道授业解惑，为世师范。名医柯干君，原籍温州，悬壶台州，饮松台古井之甘露，餐临海长城之丹霞。学问通博，行义自修。其人谦，其质清，其术精，其行笃。道之所存，师之所存也，拜以为师，团队幸矣，庶民幸矣！

辛丑新秋吴圣梁于昆阳坡南杏庐

---

\* 本序作者为主任中医师，平阳县中医院首任院长，平阳县政协原副主席。

# 叶序 *

　　大医出书，邀我作序。乍一听，以为是玩笑之语，待仔细看了柯老的一脸诚恳，说："你出了十几本书，难道就不能为我写一篇序言吗？"我说："那是您抬举我了。"就这样，稀里糊涂地接下了。

　　北宋名儒范文正公曾有"先天下之忧而忧，后天下之乐而乐"和"不为良相，便为良医"的名言，成为儒家经世致用的典范并留给后人的精神遗产。这里，他把"良医"与"良相"相提并论，摒弃了地位的悬殊，正是他心怀苍生、志在济世的广袤胸怀的才情体现。在他看来，普济万民唯宰相能及，救人利物则莫如良医。当今，台州良医者，柯干老也。柯干其人，序一已有详述，恕不再赘笔。然窃以为名医、良医者是深深根植于大众百姓的心中，被老百姓所认可的医者，是一份责任和担当。首先，须德重于技，医德高尚，视患者为父母、兄弟、姐妹，纵技略逊，亦如春风，患者病已释然过半！然后技精，或洞悉精微，循经蹈络，用药如神；或独创奇方，解民倒悬，或独创医理，后世仿效；或经典运用，娴熟生妙。凡此种种，皆良医也，亦即所谓"医乃仁术"也。

　　我台州府城，名医良医者，众也，济世悬壶，功莫大焉。今有柯干老，府城幸甚！依窃所见，柯老为"国家级名老中医"乃是实至名归，一副慈眉善目的和善相加上细声慢语的谈吐，让患者瞬间备感温暖，陡增几分信心和信任。这里，没有溢美之词，只要与柯老认识或看过病的人，都会有这样的感觉。今柯老积半个多世纪（56年）之治疗经验，与传承工作室的硕士、博士们一起，编纂成《柯干中医传承集》，这是台州杏坛的一件盛事，值得庆贺！这不仅仅在当今杏坛产生积极影响，更是对后学和后世产生深远的意义。现就该书的医理和特点做一个简单的分析与探讨，并求教于方家。

中医实在是一门实践性太强的学问，而且是一个很独特的学科，像学习西医一样的方法学习中医成不了医生。中医在传统的传承中，不外乎授徒和自学（这是在照方配药中认识药物，然后找书了解药性和药理）两种。实践性决定了单有理论学习成不了医生。试想，没有临床实践，怎么能辨别36种脉象及其对应的病症？又怎么分辨口舌的舌体状态、颜色和深浅、津液多寡及其对应的病症？这个实践，少则三五年，多则十几年。柯老在近60年的临床实践中积累的丰富经验，在该书中得到充分的体现。理论上可以概括为：一、系统论；二、辨证论；三、实践论；四、自然论。

先说系统论。在本书中，我们随处都能感受到柯老的系统论思维。所谓系统论就是把"人"看作一个整体、一个完整的系统，五脏六腑互相牵制（制约），又互相联系。中医的基础理论在《黄帝内经·素问》中就说得很明白：五行中有相生相克相乘相侮的关系。所以，治疗中往往牵一发而动全身，也绝非是头痛医头、脚痛医脚的简单了事。这里，就出现了辨证论的问题。这里的辨证论非哲学中的辩证论，"辨"是判别和区分，是辨析，而非哲学和逻辑学中的辩论、争议和口才。辨证论要求对系统内进行精密的分析，找出问题的症结和与之相关的因素和潜在因素，然后施以方药，才能达到药到病除的精准治疗，也就是中医理论中的辨证施治。显然，柯老对系统论和辨证论的应用，达到了炉火纯青的境界。

实践论我在上文已说过，没有充分的临床实践，就没有丰富的治疗经验。经验来自于实践。乡间有俗语："三年烂脚抵太医。"说法虽然有些偏颇，但也道出了实践的重要性。柯老在长达半个多世纪的临床实践中，积累了丰富的宝贵经验，这是一份属于自己也是留给后人的精神财富，可资后辈学习、借鉴、参考。

自然论或称环境论，指的是人是自然界的产物，人的进化过程就是不断适应自然的变化和发展规律的过程，所谓"适者生存，不适者淘汰"（达尔文语）即是也。自然论要求人必须跟自然环境相适应相协调，后来发展为天人合一的思想。自然环境不仅仅指的是气候、植被、地质地貌，甚至放大到人所处的社会环境（政治、经济、人文）、人际关系等（此时的社会环境已经是自然环境的一部分了）。气候、植被、动物和微生物、地质地貌对人身体的影响容易被人理解，且在历代中医典籍中有大量记载。《素问·生气通天论》云："黄帝曰：夫自古通天者，生之本，本于阴阳。天地之间，六合之内，其气九州、九窍、五脏、十二节，皆通乎天气。其生五，其气三，数犯此者，则邪气伤人，此寿命之本也。"又："苍天之气，清净则志意治，顺之则阳气固，虽有贼邪，弗能害也，此因时之序。故圣人传精神，服天气，而通神明。失之则内闭九窍，外壅肌肉，卫气散解，此谓自伤，气之削也。"说得多么明确而透彻！而对于社会环境对人的影响容易被人忽视，而且不觉得是自然环境的一部分。生活中不是有人被气死、气出毛病吗？不是有"太高兴"突然倒地造成"乐极生悲"的事吗？人们常说的富贵病还不是自然环境和社会环境的双重作用的结果吗（请注意：社会环境也是自然环境的一部分）？生活中这些例子不胜枚举，委实太多了。

在中医典籍中，把自然界的瘟疫称为"疠""疠疫"，而我国最早的文字甲骨文中，就出现过"虫""蛊""疟疾""疾年"的记载。曾有人统计过，我国从西汉到清末，至少发生过321次大瘟疫，而这些瘟疫有半数以上是直接由气候变化造成的。历史上最具杀伤力的鼠疫、天花、霍乱、伤寒四大瘟疫夺走了数以亿计的中国人的生命；因地理环境造成的江淮流域的血吸虫病、南方的血丝虫病都无时不在威胁着千百万人的生命。直到 1979 年 7 月 30 日，经世界卫生组织确认：我国于 20 世纪 60 年代消灭了天花。2016 年我国宣布：血吸虫病已经"控制在低流行状态"，也就是说，基本上得到控制和抑制。1958 年 7 月 1 日，毛泽东在得知江西省余江县彻底消灭了血吸虫病后，"夜不能寐"，激动地写下《七律二首·送瘟神》。进入 21 世纪以来，世界就发生过"非典"和"新冠"两次大的"瘟疫"，夺去几百万人的生命。这些大量事实以及我国古籍文献的记载都足以说明自然环境对于人类的疾病和健康会产生多大的影响。

综上所述，可以这样认为：自然论是中医理论的基础，实践论是中医入门的途径，系统论则是中医施治的方法，辨证论是中医施治的灵魂和原则。值得推崇和称道的是，我们的柯老对此深谙其中，娴熟于心，掌股之间，轻车就熟！本书的每一篇医案，可以说，都是以上说法的验证。

作为医者，不仅深谙医理，还要用药如神。药有寒热温凉之分，方有君臣佐使之别。药走经络，奇经八脉皆通达，须细细审辨；药多效能，出奇制胜入腠理，必每每掂量。点药如同调兵遣将，成竹在胸；组方必定周密严谨，明察秋毫。此盖柯老所属也。

柯干，始终以一个大医的大爱情怀和大德大愿的操守呵护于台州黎民百姓！

是为序。

邑人叶泽诚敬撰
辛丑年夏秋之交于临海寓所

---

\* 本序作者为研究员、教授、原台州市民间艺术家协会主席。

# 前言

柯干老师 1940 年出生于浙江省温州市，1965 年毕业于浙江中医学院（现浙江中医药大学），从事中医临床工作 50 余年，曾任台州卫生学校校长，2001 年 12 月评为浙江省名中医。2002 年 11 月被评为第三批全国老中医药专家学术经验继承工作指导老师，2019 年 4 月获批成立全国名老中医药专家传承工作室。

柯干老师为学，博览群书，追根溯源，长于总结，对方剂的认识准确精致。擅长治疗肝胆、脾胃疾病，并在长期的临床实践中形成"从肝论治"的治疗理念，确有成效，一些疑难杂症亦迎刃而解。毕业实习时师从全国名医德清金子久（1870—1921）的大弟子金伊叔先生，先生常言"轻可去实"，所用药味，一方均在 9~14 味，受其影响，柯老师用药轻清，但效如桴鼓。

柯干老师为医，仁心仁术。对患者，耐心细致，不仅为捕捉病之来龙去脉，又可疏理、调整病者情绪，建立、恢复信心。对治疗，详审病机，辨证精准，去繁从简，融汇新知，辨病和辨证相结合。对邪气，不妄攻伐，常"给邪以出路"，邪有所出对正气损伤亦小。

柯干老师为师，倾囊相授，不吝赐教。平时，重视中国传统文化和中医最基础的"阴阳""五行"，常告诉我们"天人相应"的重要性。临证时，辨病、辨证、看舌、摸脉、遣方、用药，所思所悟，悉心教导。存疑时，引经据典，经验得失，因材施教，孜孜善诱。传道授业解惑，师者！

柯干老师为人，淡泊名利，热爱生活。以诊病救人为己任，心底无私天地宽。研习医学之余，全面发展，年轻时酷爱运动和音乐，现已年逾八十，精神矍铄，眼睛不花，行动自如。

传承是中医能否延续和发展壮大的根本。本书通过传承工作室全体同仁的努力和整理，介绍柯老师经验，验方分享、验案赏析，管窥柯老师为人、为医、为师，让优秀的精神和经验得以传承发展。

王婷婷

2022 年 1 月

# 目录

传承篇

# 柯干从肝郁论治慢性浅表性胃炎经验

胡灵敏　何贵平　林晓辉　　柯　干（指导）

浙江省台州医院中医科

柯干主任医师擅长诊治慢性肝病、慢性胃病。其诊治慢性浅表性胃炎，从肝郁的证候特点入手，以疏肝理气为治则，以四逆散为主方，颇具特色，疗效显著，现总结如下。

## （一）病因病机

慢性浅表性胃炎临床表现以胃脘痛、灼热、胃胀、嗳气、泛酸、纳差等症状为主，属中医"胃痛""痞满"等范畴，许多患者常同时出现上腹部疼痛和胁部胀痛，发病因素复杂。柯老师认为，该病病位虽在脾胃，但与肝胆密切相关。《血证论》云："木之性主于疏泄，食气入胃，全赖肝木之气以疏泄之，而水谷乃化。设肝之清阳不升，则不能疏泄水谷，渗泻中满之证在所不免。"脾胃居于中焦，为气机升降之枢纽，肝主疏泄，肝气不舒，横逆犯胃，影响脾胃之升降，常出现胃脘胀痛，连及两胁，恼怒则发或疼痛加重，故治疗上首重疏肝理气，调理脾胃，从根本上改善脾胃功能。

## （二）辨证论治

1. **肝胃不和**　临床表现为胃脘胀痛或痛窜两胁，嗳气频繁，嘈杂泛酸，胆汁反流，舌质淡红，苔薄白或白厚，脉弦。治宜疏肝和胃；在四逆散基础上加佛手、郁金、乌贼骨、浙贝母、砂仁。

2. **肝郁胃热** 临床表现为胃脘灼热疼痛，心烦易怒，泛酸嘈杂，口干口苦或有矽气，大便不畅或干结，舌红苔黄腻或薄黄，脉弦数。治宜疏肝理气，泄热和胃；方用四逆散加川黄连、川楝子、白及、砂仁、竹茹。

3. **肝郁胃寒** 临床表现为胃脘隐隐作痛不止，恶寒喜暖，得温痛减，遇寒加重，口淡不渴，或喜热饮，畏冷疲乏，大便溏薄，苔薄白，脉弦紧。治宜温胃散寒，疏肝理气止痛；方用四逆散加荜茇、砂仁、焦白术、高良姜、台乌药、制香附。

4. **肝郁胃阴虚** 症见胃脘隐隐灼痛，饥不欲食，口燥咽干，五心烦热，嗳气干呕，消瘦乏力，大便干结，舌红少津或无苔，脉细数。治宜养阴益胃，和中止痛；方用四逆散加百合、麦冬、山药、石斛、生地黄、北沙参、枸杞子、川楝子。

5. **肝郁胃气虚** 症见胃痛隐隐，喜温喜按，空腹痛甚，得食则缓，食后则胀，面色少华，神疲头昏，劳累后加重，大便溏薄，舌淡苔白，舌质淡或边有齿痕，脉虚弱。治宜益气健脾，和胃止痛；方用四逆散加党参、黄芪、炒白术、炒扁豆、砂仁。

6. **肝郁食滞** 胃脘疼痛，胀满拒按，嗳腐吞酸，或呕吐不消化食物，吐后痛减，不思饮食，大便不畅、酸臭，苔厚腻，脉滑。治宜消食导滞，疏肝和胃止痛；方用四逆散加山楂、鸡内金、麦芽、莱菔子、木香、砂仁、陈皮。

# （三）治疗体会

中医认为，慢性浅表性胃炎由外感邪气，内伤饮食情志，脏腑功能失调导致气机郁滞，胃失所养而致。柯老师认为，治脾胃须先理肝气。四逆散由柴胡、白芍、枳实、甘草组成，能疏肝理气，调和脾胃，和营消满，对脾胃功能的偏盛偏衰具有双向调节作用。肝郁始终存在于大部分胃病中，"土得木而达"，所以病理上会出现木旺克土，土虚木乘，故而强调疏肝行气是胃病治疗的重要治则，认为四逆散是其中最佳选择。

慢性浅表性胃炎的发病诱因非常多，除与生活习惯不良、饮食无度、服用损伤胃黏膜药物等因素有密切关联外，情志失调也是其中关键的原因。因此，胃病患者要注意药养结合，正视精神与饮食方面的调摄，在治疗的同时要饮食清淡，进食易消化食物，保持心情舒畅，避免精神刺激。平素未发病时，采取适当的方式进行身体锻炼，保证充足的休息和睡眠，养成良好的作息时间，可减轻本病的发作，达到预防胃病的目的。

## （四）病案举例

例1：患者，女，48岁，2004年11月5日初诊。胃部嘈杂灼痛，口燥咽干，五心烦热，两胁作胀，大便干结，舌红少苔，脉弦数。证属肝郁胃阴虚伴胃热，治宜养阴清热、和胃止痛；方用柴胡6g，炒枳壳、焦白术、杭白芍、石斛、牛膝、北沙参、川楝子、蒲公英各10g，川黄连、苏梗、甘草各3g。5剂后，嘈杂减轻，疼痛不明显，口微干，舌红，苔薄黄，大便偏干。前方加绿萼梅6g，7剂后诸症消失。

本例阴虚火郁，方用柴胡开郁疏气，白芍、川楝子柔肝理气止痛；石斛、北沙参、绿萼梅养胃阴理气；蒲公英清胃热；黄连降火泻肝；而苏梗偏温而能疏散，能佐辛开，可制黄连之苦寒。

例2：患者，男，65岁，2007年1月5日初诊。胃部隐痛，喜暖恶寒，夜间痛甚，乏力畏寒，大便溏，脉弦细，苔薄。证属肝郁胃寒夹虚，治拟温胃散寒、疏肝理气止痛；方用柴胡6g，炒枳壳、焦白术、杭白芍、茯苓、制香附各10g，高良姜、台乌药、炙甘草各 5g，党参 15g。7 剂后，疼痛减轻。复守方调治 1 个月，恢复正常。

本例肝郁胃寒伴气虚，为木不疏土，气滞寒凝。方中柴胡疏肝开郁；高良姜温肝暖胃；乌药、香附温运行气；党参、白术、甘草益气健脾；白芍缓急止痛。诸药合用，有温中散寒健脾胃作用，但应注意久用有化火伤阴之虑。

（原载于《浙江中西医结合杂志》2011 年第 21 卷第 2 期）

# 柯干从气虚血瘀论治血管性痴呆的经验

包祖晓　胡灵敏　朱　靖　柯　干（指导）

浙江省台州医院中医科

血管性痴呆属中医"呆证""善忘""癫证"等范畴。其病机有虚、火、风、痰、瘀之分，治疗有滋肾填精、益气养血、养肝息风、活血祛瘀、化痰通络之别。柯干老师根据长期的临床经验，提出血管性痴呆属本虚标实之证，病位在脑；脾肾气虚是血管性痴呆的病理基础，瘀阻脑络是血管性痴呆的发病关键，益气活血是治疗血管性痴呆的有效方法。笔者有幸跟师学习，受益颇多。兹总结如下，以飨读者。

## （一）脾肾气虚是血管性痴呆的病理基础

血管性痴呆多发生于 40 岁以上之人。《难经》云："气者，人之根本也。"人体的生长发育，各脏腑经络的生理功能，血的循行，津液的输布，都要靠气的激发和推动。柯干老师认为，中年以后，长期受饮食、劳逸、情志、气候等影响，使五脏之气渐衰，功能低下。脏气不足则阴精不生，荣血不化，阴血不布，使脑乏清阳之助、津血之濡，脑髓失养，神明失用，日久则精髓逐渐枯萎，不能支配全身的运动和感觉，出现健忘、语言颠倒、行为古怪、失认失算、言謇舌强、半身不遂、麻木不仁等痴呆症状。

但气虚是一个笼统的概念，柯干老师根据《黄帝内经》"脾在志为思""脾藏意""脑为髓海""肾主骨生髓"等理论，认为本病气虚的脏腑归属在脾肾。一方面，脾肾气虚可导致五脏气虚，使血液的运行失去心气之推动、肺气之朝百脉、脾气之固摄、肝气之疏泄、肾气之温煦，出现运行不畅而瘀阻。如《读医随笔》云："气虚不足以推血，则血必有瘀。"另一方面，脾肾均为主水之脏，气虚常导致水湿内停，久则为饮为痰，形成湿气痰浊；甚则化火、生风，酿生毒邪，扰乱心神，出现心神不安，加重病情，使病机进一步复杂化。

因此，柯干老师认为，血管性痴呆的病机尽管涉及肝、心、脾、肺、肾五脏，但脾肾气虚是其本质。

## （二）瘀阻脑络是血管性痴呆的发病关键

鉴于气与血在生理上的密切联系，若气虚无力推动血液运行，必然导致瘀血阻络。其他如精血不充、血少行迟；脾失健运，湿热生痰，阻滞经络；痰热生风，风助火热，燔灼津液，液耗血滞等，均可导致瘀血阻络。柯干老师根据《医林绳墨》"瘀血在上，令人善忘"，提出瘀阻脑络是血管性痴呆的发病关键。

一方面，瘀血阻滞脑络后，脑气与脏腑之气不相顺接，气血无法上注于头，使脑髓失养失用；另一方面，瘀血阻滞，气血津液不得畅行，郁而化生痰、火、风诸邪，酿成浊毒，最终导致浊毒不出，清气不入，与脑中精髓错杂，致使清窍受蒙，灵机呆钝，出现神识不清、表情痴呆、日夜颠倒、癫狂时作诸症。此即《医参》所谓的"脑髓纯者灵，杂者钝"。

现代医学认为，血管性痴呆的病因较为复杂，与中风的发病机制密切相关。其发病原因有高血压、吸烟、高脂血症、糖尿病、动脉硬化等，而这些疾病的发生、发展、转归，无不以瘀血为病机关键。由此可见，血管性痴呆的发生、发展，与瘀血的形成及由此产生的一系列病理变化有密切关系。

## （三）益气活血是治疗血管性痴呆的有效方法

针对气虚血瘀是血管性痴呆的主要病机，柯干老师按"疏其血气，令其调达"及"损有余而益不足"的原则，立益气活血治法。并提出脑之健全与否必须依赖"脑髓充""空窍清""脑络通"作为生理活动的基础。老年人脑髓渐空，一旦瘀阻脑络，难免窍蒙，导致虚实夹杂，元神失健，出现精神、意识、思维方面的病理改变。血管性痴呆病程冗长，病情复杂，治疗上需从长远着眼，缓慢图治。根据本病"本虚为先，标实为后；本虚为因，标实为果"的特点，应把益气活血放在治疗的首位，然后根据病情，配用温阳、化痰、清热之品。柯老师常用的经验方益气活血醒脑方（黄芪 30～50g，黄精 30～50g，丹参 20～30g，葛根 20～30g，川芎 10～30g，当归 10～15g，九节菖蒲 5～15g，郁金 20～30g，胆南星 5～10g，锁阳 10～30g）治疗本病疗效显著。并对脑梗死、短暂性脑缺血发作、脑动脉硬化等血管性痴呆的基础疾病都有很好的治疗作用。

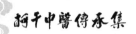

## （四）典型病例

王某，男，60岁，有高血压病史 10 年。因记忆力减退 2 个月，于 2002 年 10 月 10 日就诊。患者于 2 个月前因忘记回家的道路被家人发现而去某医院就诊，给予复方丹参注射液静脉滴注，治疗 20 余天。症状无明显好转而转诊。现症见：静卧无语，记忆力、计算力严重减退，定向力差。伴腰膝酸软，四肢欠温，舌胖质暗，苔白腻，脉沉细。查四肢肌力 5 级，肌张力稍高，腱反射活跃，未引出病理反射。头颅 MRI 示两侧基底节及顶叶多发脑梗死，皮质下动脉硬化性脑病。辨证为气虚血瘀，治宜益气活血。药用：黄芪 30g，黄精 30g，丹参 20g，葛根 30g，川芎 15g，当归 15g，九节菖蒲 10g，郁金 20g，胆南星 10g，远志 5g，锁阳 30g，仙灵脾 15g，肉苁蓉 20g。每日 1 剂，水煎服。服药 1 个月后，患者精神明显好转，记忆力和计算力有所改善。再以上方加减治疗半年，病情稳定，生活自理。

# 柯干论治
# 慢性乙型病毒性肝炎思路

胡灵敏　魏凌雪　邱夏桑　柯　干（指导）

浙江省台州医院中医科

慢性乙型病毒性肝炎是我国目前流行广泛、危害性大的一种传染病。柯干老师在中医药治疗肝病方面积累了丰富的临床经验，对慢性乙型病毒性肝炎的病因病机有较深的研究，治疗上有较全面的见解。现将柯干论治慢性乙型病毒性肝炎的思路总结如下。

## （一）病名确立

慢性乙型病毒性肝炎临床症状具有多样性，根据临床辅助检查结果，西医分为轻度、中度、重度。临床上寻求中医配合治疗的多为"大三阳""小三阳""乙肝 DNA 阳性"以及肝功能轻中度异常的患者，多无或较少临床症状。从西医分类来看，多属慢性乙型病毒性肝炎的轻症或轻中症，甚或为慢性乙型肝炎病毒（HBV）携带者。

柯干主任认为，将慢性乙型病毒性肝炎定义为中医"肝著""黄疸""胁痛"有失偏颇。从症状来看，"肝著"又称"肝着"，又名"肝胀"，是肝脏气血郁滞，著而不行，以右胁痛、右胁下肿块、用手按捺捶击稍舒为主要症状。"黄疸"以皮肤黄染、巩膜黄染、尿黄为主要表现，病位主要在肝胆脾胃，但与肝胆关系最是密切，西医学的肝细胞性黄疸、阻塞性黄疸、溶血性黄疸等疾病，可参考"黄疸"进行辨证论治。"胁痛"是单侧或双侧胁肋疼痛，其发生多与肝胆疾病相关。因此，"肝著""黄疸""胁痛"即为慢性乙型病毒性肝炎不甚准确。属中医肝胆的疾病除上述"肝著""黄疸""胁痛"外，还有"鼓胀""积聚"等。中医治疗慢性乙型病毒性肝炎时，还应结合肝胆相关理论辨证论治。

## （二）病因病机

柯干主任认为，慢性乙型病毒性肝炎的病因病机包括以下几点：①正虚邪侵，湿热毒邪蕴结于肝，致肝郁脾虚，久必及肾，整个病程湿热毒瘀相互胶结，病情缠绵难愈。该病发病病因复杂，根本原因为正气亏虚，诱因为外感湿热邪毒、七情内伤、饮食失节、劳欲过度。②肝失疏泄，脾失健运。肝在功能上主疏泄，喜条达，恶抑郁，湿热邪毒入侵滞留于肝，影响肝的疏泄功能，肝郁气滞，从而出现两胁隐隐作痛、胸闷、情志不舒，甚至黄疸等症状。肝病则及脾，肝郁则脾虚，脾失健运，影响气血生化，故临床多见脘腹胀满、食少纳呆、气短乏力、面色不华等。湿邪入体后，留滞于脏腑经络，阻遏气机，导致气机升降失常，气滞则血阻，血液运行不畅则形成瘀血，日久则成气阴两虚。久则正气不足，累及于肾，肾失蒸化，出现肾虚之证，致正气更虚，邪恋难愈而成慢性疾病。柯干主任认为，慢性乙型病毒性肝炎任何类型和任何时期的病因病机总由正虚邪侵所致，病理因素为气滞、湿阻、血瘀，累及肝胆脾胃肾等脏腑。

## （三）证型确立

从病情轻重、病程早晚、病情发展三方面考虑，将慢性乙型病毒性肝炎从轻到重、从早期到晚期，分为肝胆湿热证、肝郁脾虚证、肝郁气滞证、肝肾阴虚证、脾肾阳虚证、瘀血阻络证6个证型。

1. **肝胆湿热证**　症见胁痛腹胀，肢体倦怠，口苦心烦，便秘溲赤，舌苔黄腻，脉弦滑数，部分可见黄疸。实验室检查多见肝功能异常，病毒量较高等。中医治疗多采用清利湿热法。常用药物有白花蛇舌草、龙胆、虎杖、黄芩、半枝莲、栀子、蚤休、车前子、七叶一枝花、泽泻、田基黄、鸡骨草、垂盆草、夏枯草、板蓝根、山豆根、六月雪等。

2. **肝郁脾虚证**　症见脘腹胀闷不舒，胃痛隐隐，食后则胀，情绪波动则更甚，舌边有齿痕，苔白，脉弦细。此类患者常伴有慢性胃炎病史。治疗以疏肝健脾为法，常用药物有党参、黄芪、白术、炒扁豆、砂仁、木香、柴胡、枳壳、佛手、陈皮、炒白芍、茯苓、山药、薏苡仁等。

**3. 肝郁气滞证** 症见胁胀胁痛，情志抑郁，善太息，口苦腹胀，纳谷不馨，苔薄白，脉弦，女性患者多伴有经行前后乳房胀痛等。治疗以疏肝解郁为法，常用药物有柴胡、薄荷、枳壳、郁金、川芎、绿萼梅、佛手、香附、玫瑰花等。

**4. 肝肾阴虚证** 症见面赤，心烦易怒，易口舌生疮，唇红齿燥，手足心热，或午后潮热，大便秘结，或伴腰酸不适，形体消瘦，舌红少津，苔少或剥脱，脉细数。治疗以滋补肝肾为法。常用药物有生地黄、北沙参、枸杞子、麦冬、炙鳖甲、龟甲胶、灵芝、石斛、百合等。

**5. 脾肾阳虚证** 症见神疲乏力、懒动，腰背酸痛，形寒，四肢不温，舌淡苔白，脉沉滑或弱。治疗以温补脾肾益气为法。常用药物有黄芪、党参、人参、太子参、西洋参、白术、怀山药、山茱萸、菟丝子、附子、乌药、枸杞子、桑椹子、女贞子、墨旱莲、仙灵脾、巴戟天、薏苡仁、猪苓、云茯苓等。

**6. 瘀血阻络证** 症见胁下痞块，胁肋疼痛，呈刺痛，朱砂掌，性急易怒，舌质暗，舌下脉络瘀阻，脉涩，女性患者兼有经期血块、痛经症状。治疗以行气活血通络为法。常用药物有赤芍、丹参、紫草、郁金、当归、川芎、桃仁、红花、生鸡内金、泽兰、田三七、穿山甲等。

以上所列为单一证型，临床往往多证相兼，虚实夹杂，应综合考虑，辨证治疗，不宜顾此失彼。

## （四）注意事项

慢性乙型病毒性肝炎病程较长，病情复杂，柯干主任认为临床应注意以下几点：①一般认为，慢性乙型病毒性肝炎都需要清利湿热，大量的清利湿热药物必将伤正，该病的病因病机总属正虚邪恋，太过伤正反而不利病情，因此运用清利湿热法时应注意顾护正气；②中医辨治应从整体观念出发，邪气渐去，正气渐复，疾病自然向愈；③注意对患者脾胃的保护，中医认为郁怒容易伤肝，忧思容易伤脾，"见肝之病，知肝传脾，当先实脾"，肝炎病位在肝、脾两脏，因此治疗肝病，必须注意顾护脾胃，脾胃健运则正气健旺，脾胃健运则停滞之湿邪自去。

（原载于《浙江中西医结合杂志》2015 年第 25 卷第 9 期）

# 柯干名老中医应用花类中药治疗脾胃疾患经验

魏凌雪　李军军　林晓辉　胡灵敏　柯　干（指导）

浙江省台州医院中医科

柯干 1965 年毕业于浙江中医学院，为浙江省首批高等院校中医专业毕业生，毕业后先后就业于玉环县第二人民医院、台州卫生学校，尤其是在台州卫生学校期间，他教授"金匮要略""中医内科学"等课程，博览众多古典医书，积累了雄厚的中医基础理论功底。1997 年调到台州医院中医科，从临床到理论，再从理论到临床，他临证施治、辨证思维及遣方用药思路更缜密，用药精简，药效显著。2001年凭其精湛医术获浙江省名中医称号，2002年获评第三批全国老中医药专家学术经验继承工作指导老师。即使功成名就，现在退休返聘，他仍秉持多年来不骄不躁、恪守医德、一切以病人为中心的作风，数十年如一日。本人有幸跟随其门诊3年，从他身上学得的东西太多，本文仅举柯干医师应用花药治胃经验来学习分析，望能窥得柯干医师辨证论治医术方法之一二，以飨同道。

柯干医师自拟双花胃灵汤基本方组成：玫瑰花10g，梅花10g，党参20g，炒白术10g，炒白芍10g，海螵蛸10g，白及10g，醋延胡索10g，炙甘草3g。全方治疗脾虚气滞型胃脘痛、脘腹胀等脾胃疾患。《中华人民共和国药典》称玫瑰花归肝脾经，能行气解郁、和血、止痛，用于肝胃气痛，食少呕恶，月经不调，跌仆伤痛。梅花，开郁和中，化痰解毒，用于郁闷心烦，肝胃气痛，梅核气。两者合用，疏肝理气健脾，且其理气力平，气舒而不滞气。党参健脾和胃，甘温益气，滋生化之源以补其本；炒白术补脾益气，燥湿利水，培补脾土；炒白芍缓中止痛，养血柔肝健脾；海螵蛸制酸敛疮；白及收敛止血，消肿生肌，有利于黏膜溃疡愈合修复；醋延胡索活血利气止痛；炙甘草补脾和胃，缓和诸药。诸药合用，共奏开郁健脾益气、行气和中、缓急止痛之功。

柯干根据临床症状的不同，常作如下相应加减。偏胃寒，恶寒喜温者，可加良附丸或桂枝，以温中散寒；胃寒寒凝而痛者，加甘松、九香虫，温中行气止痛；偏气虚甚者，加黄芪，协党参补气之力，另黄芪可起到托毒生肌之作用，胃镜显示有慢性溃疡或糜烂者，也可辨证加用；偏血虚者，加当归、川芎，以行气血；偏气滞重者，加佛手、香附；反酸、胃脘烧灼者，加浙贝母，与原方海螵蛸组成海贝散以制酸，或加用煅瓦楞、煅牡蛎、左金丸等制酸；兼有痰饮者，加二陈汤，健脾化痰助运。

医案举例：

案1：陈某，女，40岁。2014年5月3日初诊。腹胀不舒2年余，伴嗳气，纳差，进食后腹胀加重，时有反酸、胃脘烧灼痛，大便时稀，舌红苔白，脉细数。半年前行胃镜检查提示慢性浅表性胃炎伴中度糜烂。西药予多潘立酮片、铝碳酸镁片、奥美拉唑肠溶片等治疗半年，效果不显。

柯老方用：玫瑰花10g，梅花10g，党参20g，炒白术10g，炒白芍10g，海螵蛸10g，白及10g，醋延胡索10g，黄芪30g，浙贝母10g，六神曲10g，佛手10g，炙甘草3g。7剂，日1剂，水煎服。辨证属脾虚气滞、运化失常，方用双花汤加黄芪益气健脾；加佛手加强理气；加浙贝母合海螵蛸制酸；加六神曲消积助运。

5月11日复诊：患者诉腹胀、反酸好转明显，纳转佳，大便偏软、日1行。予初诊方去浙贝母、六神曲，加山药，继续服用7剂。

5月18日三诊：患者诉所有症状消失。后予维持此方间断巩固治疗，症状未复发。

案2：蔡某，男，51岁，2013年6月24日初诊。胃脘疼痛反复发作2个月余，疼痛隐隐，饭后较著，胃纳差，大便量少、质可、日1行，舌淡红苔薄白，脉细。之前不规则服用治疗胃痛的西药（具体不详），效果不显，仍反复发作。

柯老方用：玫瑰花10g，梅花10g，党参20g，炒白术10g，炒白芍10g，海螵蛸10g，黄芪30g，醋延胡索10g，厚朴10g，桂枝6g，枳壳10g，制香附10g。7剂，日1剂，水煎服。患者胃脘痛呈隐隐发作，胃纳不佳，舌质淡红，辨证属脾虚失运，气滞不通而痛，方用双花汤加黄芪益气健脾助运，桂枝、醋延胡索温中行气止痛，厚朴、制香附宽中行气。嘱平素饮食注意忌油腻、煎炸、辛辣刺激之品，调畅情志。

6月30日复诊：胃脘隐痛明显缓解，胃纳仍差，大便同前。予初诊方加谷麦芽各15g，续服10剂。

7月10日三诊：症状悉除，临床痊愈，嘱继续控制饮食，调畅情志。

脾胃疾患为当今常见、多发病之一，患者、医家深为其苦。柯老根据多年临床经验，发现今人多发脾胃病，一方面为不健康的饮食结构，多食肥甘厚腻、辛辣刺激之品，伤及脾胃；另一方面，今人工作生活节奏较快，压力过重，思虑过多，忧思伤脾。临床证型以脾虚气滞、脾虚湿热、肝郁脾虚证较多见，而这些证型多不离脾虚为本，因此他认为治疗脾胃病应首重疏肝健脾益气、复健助运。双花胃灵汤恰恰就是这样一个方剂，药味简单，价格便宜，随证加减即可合成小建中汤、健脾丸、四君子汤等常用经典方，也可根据症状轻重，随意增减，临床应用简便灵巧，虽只9味药，但深含多方之意，深寓柯老用药风格，临床应用颇多。

另外，脾胃疾患病程长，迁延难愈，且易复发。柯老强调应辨证准确，用药精专，不可拖延失治，甚或误治，如诸多患者西药诊治半年、一年不效才转治中医，致使脾胃更虚，病症更复杂，更加重肝郁，治疗愈难。其次，柯老强调，脾胃病的防治，情志调畅和饮食调护是关键。《素问·痹论》曰："饮食自倍，肠胃乃伤。"饮食不宜过饱，需避免生冷硬辣等刺激性食物，以减轻脾胃负担；保持心情舒畅，使肝气条达，则脾胃升降功能得以保持正常。正如《素问·上古天真论》云："恬惔虚无，真气从之，精神内守，病安从来。"因此，"移情易性以健脾，饮食有节以和胃"，两者相辅相成，于日常生活中配合调护脾胃，以达事半功倍之效果。

（原载于《中国中医药现代远程教育》2016年第2期）

# 柯干治疗
# 慢性乙型肝炎经验

马利中　胡灵敏　樊留博　柯　干（指导）

浙江省台州医院中医科

柯干主任医师是一位学验俱丰的名老中医。他从医数十年，集临床、教学、科研经验于一体，医术精湛，经验丰富，临证思路开阔，辨治思路清晰，善将传统中医理论与现代医学研究融会贯通，尤其在慢性乙型肝炎方面有其独特的诊治经验，临床疗效十分显著。笔者随师 3 年，现结合老师临床诊治慢性乙型肝炎的典型病例及平时的授课笔记，总结其治疗本病的独特经验如下。

## （一）常用治法

**1. 清热利湿解毒法**　适用于湿热未清，病情明显活动者。症见胁痛腹胀，肢体倦怠，口苦心烦，便秘溲赤，舌苔黄腻，脉弦滑数，部分患者可见黄疸。代表方剂：茵陈蒿汤、甘露消毒丹、茵陈四苓散。常用药物：垂盆草、板蓝根、虎杖根、平地木、茵陈、六月雪、过路黄、田基黄、大黄、薏苡仁、猪苓、茯苓、厚朴、苍术、泽泻、车前子。若见胁痛腹胀，肢体倦怠，口干而不渴，大便溏薄，舌苔白腻，脉濡滑，属湿重热轻，方用茵陈平胃散加减化湿清热。

**2. 疏肝理气解郁法**　适用于肝郁气滞者。症见胁胀胁痛，情志抑郁，口苦腹胀，纳谷不馨，苔薄白，脉弦。代表方剂：四逆散、柴胡疏肝散。常用药物：柴胡、枳实、白芍、郁金、香附、青陈皮、八月札、佛手柑、川芎。若兼见便溏，倦怠，脉弦缓，此系肝郁脾虚，方用逍遥散加减疏肝调脾。

**3. 活血祛瘀软坚法**　适用于肝郁血瘀者。症见右胁刺痛，痛处固定，面色晦暗，齿衄，鼻衄，赤缕红丝，朱砂掌，胁下痞块，舌质暗红，脉涩。代表方剂：《金匮》鳖甲煎丸、大黄䗪虫丸、血府逐瘀汤。常用药物：桃仁、红花、丹参、赤芍、当归、茜草、川芎、郁金、延胡索、水蛭、地鳖虫、炮山甲、生鳖甲、生牡蛎。

**4. 健脾益气法**　适用于脾胃气虚者。症见腹胀便溏，肢体困倦，苔白，舌淡有齿痕，脉细弱。代表方剂：四君子汤、参苓白术散。常用药物：黄芪、党参、白术、茯苓、山药、扁豆、炙甘草、陈皮、法半夏。

**5. 滋肝补肾法**　适用于肝肾阴虚者。症见头晕目眩，腰酸腿软，五心烦热，舌红少苔，脉细数。代表方剂：一贯煎。常用药物：生地黄、沙参、枸杞子、麦冬、当归、茵陈、生鳖甲、鳖甲胶、龟甲胶。

## （二）治疗体会

**1. 根据邪正虚实，权衡缓急轻重**　慢性乙型肝炎病情错综复杂。湿邪久困，多见脾虚之证，而肝气郁结，每有发热、血瘀、阴伤之变；肝肾阴虚与络滞瘀生常相伴出现，脾胃气虚与痰湿困顿多兼夹而至。故治疗时，或数法合用，标本兼顾；或寓补于攻；或寓攻于补。一旦辨证明确，施治守方为要。在具体用药时，应当注意：化湿不宜燥烈太过，以免动阴；清热不宜苦寒太过，以防伤脾；补脾不宜壅滞太过，恐伤健运；养阴不宜滋腻太过，应虑碍中。临床每见用药攻伐太过，正虚邪恋，病久不愈者，当以扶正为先，所谓扶正即所以祛邪也。遵仲景"见肝之病，知肝传脾，当先实脾"之训和林珮琴"疸久治脾"之说，对慢性乙型肝炎症情复杂、久治不愈者，用健脾益气法，每使多年沉疴重获生机。若见肝肾亏虚者，又当滋补肝肾为先。

**2. 中医辨证与西医辨病相结合** 慢性乙型肝炎除根据临床症状辨证施治外，还必须结合一系列生化指标确定病情轻重，并结合生化指标指导用药。一般来说，谷丙转氨酶、谷草转氨酶水平升高，柯师常用垂盆草、板蓝根、平地木、六月雪、虎杖根、白花蛇舌草等清热解毒之品；黄疸指数偏高用茵陈、山栀、过路黄、田基黄、虎杖根等清热利湿之品；若白球蛋白比例倒置，柯师常在清热解毒的同时酌加黄芪、党参、灵芝、山药、黄精等扶正之品。当然辨病用药，虽能提高疗效，但必须与辨证相结合，否则弊多利少。

**3. 攻伐不宜太过，中病即止** 慢性乙型肝炎湿热邪毒是致病的重要原因，并贯穿疾病的始终。因此，清热、利湿、解毒之品较为常用。但这类药物多属苦寒，久用易伤及脾胃，特别对于脾胃素虚者，更应配合健脾和中之品方能奏效。一般待肝功能恢复正常后，就要逐渐减少苦寒之品，或者减量使用，决不能一味攻伐，败其正气。慢性乙型肝炎，肝脾常肿大，且面色晦暗，每多有血瘀指征，因此活血祛瘀药势在必用。据现代药理研究，活血祛瘀药在改善肝功能和血液黏稠度，增加肝脏血流量，以及缓解临床症状等方面，均有一定的作用。但活血祛瘀药物耗气伤阴，故久用宜配以益气养阴之品。

**4. 预后** 本病后期，若脉象弦细或弦缓，预后较好；若脉象弦紧，则邪盛正虚，为难治；若舌质红绛，则肾阴亏虚，预后差。

# （三）小结

慢性乙型肝炎是一种对健康威胁较大的疾病，但目前中、西医尚缺乏有效的治疗药物。西医主张采用综合治疗措施：①抗病毒治疗，抑制病毒复制和清除病毒，作为治疗的关键；②减少肝脏炎症；③促进肝细胞的恢复与再生；④减少和防止肝纤维化。中医治疗重在辨证施治。用药也往往熔清（清热）、化（化湿）、疏（疏肝）、消（消瘀血）、补（补气、血、肝、肾）于一炉，只要遣方用药得当，再配合心理治疗、合理饮食和休息，往往能取得满意的疗效。

（原载于《浙江中医杂志》2006年第41卷第5期）

# 柯干主任医师治疗慢性肝病用药思路

郭巧德　袁永明　胡灵敏　柯　干（指导）

浙江省台州医院中医科

柯干主任医师是浙江省名中医，第三批全国老中医药专家学术经验继承工作指导老师，从事中医临床及教学工作40余年。他在中医药治疗肝病方面有较深入研究，积累了丰富经验。现将其部分治疗慢性肝病用药思路介绍如下：

## （一）明病位，识病性

柯干主任医师认为，治疗慢性肝病须先明病位、识病性，然后才能较合理地处方。本病随着病情进展，病位会发生相应变化，从脏腑来看，主要涉及肝、脾、肾三脏，一般初起病位在肝、脾，最后累及肾。从气血来看，初起以气分为主，后渐及血分。

慢性肝病的病性一般以虚实夹杂居多，实象主要表现为湿热瘀血积聚；虚象在不同阶段分别表现为脾气虚弱，肝阴肝气亏损，肾精亏损。其中，脾气亏损往往贯穿始终。

## （二）合理处方，准确用药

中医处方药味并非多多益善，而应做到处方中无多余一味，方中所用的每味药必有依据与病情丝丝入扣，这样才能做到力专而效宏。

慢性肝病前期，湿热之邪以在脾、在气分为主，所用药物则以入脾、入气分为主。如苍术、薏苡仁、茯苓、白花蛇舌草、垂盆草、紫金牛等，并配以行气药，如佛手、八月札等行气以利湿。随病程进展，除了气分湿热表现外，患者往往出现血分症状，如口干、牙龈出血、舌质深红等血瘀、血热症状，这时除用上述气分药外，需加用活血凉血药，如丹参、郁金、茜草、虎杖根、黄芩等以活血利气，才能更好地清除湿热之邪。

## （三）因势利导，给邪出路

柯干主任医师认为，慢性肝病患者湿热之邪偏居于中下焦，因此用药上要注意因势利导，给邪以去路。中下焦湿热邪气的常用出路主要有 3 条：一是胆道，二是小便，三是大便。所以，临证时需要依据症状表现分别予利胆或通利二便的药物。利胆常用柴胡、郁金、栀子、金钱草、制大黄；利小便常用猪苓、泽泻、冬瓜皮、大腹皮等；通大便用生大黄。

## （四）祛邪不忘扶正，药借正气显功

临床上，有些慢性肝病患者因长期服用清利湿热中药，致使中阳受损，出现脾运不及、清阳不升甚则命门火衰的症状，虽然屡用清热利湿药物却不能取效。对于这种现象，柯干主任医师认为，主要是没有把握好扶正祛邪之间的比例。有些时候，一味祛邪不但不能取效，还徒伤正气。他认为，祛邪之药需借正气方显祛邪之功。这里的正气指两个方面：一是指体质状况，尤其是中下焦气化情况，因为祛邪之药进入体内首先要借中焦阳气运化之后，方能起效，如果病人中下焦气化不及，则所用祛邪之药反留而为患。二是指方中的扶正药，柯主任认为，根据病情适当配伍健脾养肝补肾类的扶正药物，可使邪去而不伤正。在扶正药物的选择上，注意阴阳动静搭配，滋而不腻，扶正而不敛邪。养肝常用白芍、当归、山茱萸、枸杞子、黄芪；健脾常用白术、山药、白扁豆、党参；补肾常用黄精、熟地黄、杜仲等。

（原载于《实用中医内科杂志》2008 年第 22 卷第 2 期）

# 柯老师运用经方治失眠

邱夏桑　杨笑颖　陈　峥　柯　干（指导）

失眠病位主要在心，与肝胆、脾胃、肾有关。明代戴原礼《证治要诀·虚损门》提出："年高人阳衰不寐。"基本病机为阳盛阴衰，阴阳失交，阴虚不能纳阳，阳盛不能入阴。病理性质有虚实不同，实证者常为肝郁化火、痰热内扰、瘀血内阻，虚证者常为心脾两虚、心胆气虚、心肾不交。久病可表现为虚实兼夹。

虚实辨证要点有以下几点：急躁易怒不寐，多为肝火内扰；脘闷苔腻而不寐，多为胃脘宿食，痰热内盛；心烦心悸，头晕健忘不寐，多为阴虚火旺，心肾不交；面色少华，肢倦神疲不寐，多为脾虚不运，心神失养；心烦不寐，遇事易惊，多为心胆气虚。

失眠的治疗原则为：补虚泻实，调整阴阳（"补其不足，泻其有余，调其血气，和其阴阳"）。补虚用益气、养血、温肾、健脾等法，泻实用清火、化痰、活血、导滞等法，安神用养心、重镇、清心等法。

经方治疗不寐的相关中药条文列举如下：

《伤寒论》76条：发汗后，水药不得入口为逆，若更发汗，必吐下不止。发汗吐下后，虚烦不得眠，若剧者，必反复颠倒，心中懊恼，栀子豉汤主之；若少气者，栀子甘草豉汤主之；若呕者，栀子生姜豉汤主之。

《伤寒论》79条：伤寒下后，心烦腹满，卧起不安者，栀子厚朴汤主之。

《伤寒论》303条：少阴病，得之二三日以上，心中烦，不得卧，黄连阿胶汤主之。

《伤寒论》319条：少阴病，下利六七日，咳而呕渴，心烦不得眠者，猪苓汤主之。

《金匮要略·血痹虚劳病脉证并治》：虚劳虚烦不得眠，酸枣仁汤主之。

柯老运用经方治疗失眠常用方剂有（相关治疗医案，读者可至本书医案章节查看）：

## （一）百合地黄汤

《金匮要略·百合狐惑阴阳毒病脉证治》：百合病，发汗后者，百合知母汤主之。……百合病，下之后者，滑石代赭汤主之。……百合病，吐之后者，百合鸡子汤主之。……百合病，不经吐、下、发汗，病形如初者，百合地黄汤主之。

百合地黄汤方：百合七枚，擘　生地黄汁一升。上以水洗百合，渍一宿，当白沫出，去其水，更以泉水二升，煎取一升，去滓，内地黄汁，煎取一升五合，分温再服。中病，勿更服。大便当如漆。

《金匮要略·百合狐惑阴阳毒病脉证治》：百合病者，百脉一宗，悉致其病也。意欲食复不能食，常默默，欲卧不能卧，欲行不能行，饮食或有美时，或有不用闻食臭时，如寒无寒，如热无热，口苦，小便赤，诸药不能治，得药则剧吐利，如有神灵者，身形如和，其脉微数。

百合地黄汤是百合病的正治之方。百合病没有经过吐法、下法、发汗法治疗，症状典型，百合病未发生改变，百合地黄汤是治疗方药。

百合地黄汤由百合七枚、生地黄汁一升组成。其功效主要为养心润肺，凉血清热，主治百合病心肺阴虚内热证。用治"意欲食复不能食，常默默，欲卧不能卧，欲行不能行，饮食或有美时，或有不用闻食臭时，如寒无寒，如热无热，口苦，小便赤"。

百合病的症状以神志表现为主，病机复杂，以阴虚为主。故方中以百合养阴润肺、清心安神。《神农本草经》记载百合"主邪气腹胀，心痛，利大小便，补中益气"；《日华子本草》记载百合"安心，定胆，益智，养五脏"。百合不仅能补虚滋养，而且可镇静、祛邪，对百合病既能补其虚又可理其乱。生地黄滋养心阴，清热凉血，《日华子本草》载其"治惊悸劳劣，心肺损"；有润燥之功而无滋腻之患，濡养全身，使气血流畅，脏腑经脉功能恢复正常。中病勿更服，因生地黄性寒而润，多服可致泻利。

## （二）酸枣仁汤

《金匮要略·血痹虚劳病脉证并治》：虚劳虚烦不得眠，酸枣仁汤主之。

酸枣仁汤方：酸枣仁二升，甘草一两，知母二两，茯苓二两，芎䓖二两。上五味，以水八升，煮酸枣仁，得六升，内诸药，煮取三升，分温三服。

释义：酸枣仁汤为滋阴除烦之名方，此处虚烦，实由肝阴虚所致，因肝藏魂，人寐则魂游于目，寐则魂返于肝，肝阴充足则能寐，反之则肝不藏魂，故不寐；其次，肝阴虚则生内热，虚热扰乱心神，故虚烦不寐。该方不局限于调肝，可心、肝、脾同调。

方义：方中酸枣仁养阴安神，《太平圣惠方》载"治胆虚睡卧不安，心多惊悸……酸枣仁一两"，"治骨蒸，心烦不得眠卧……酸枣仁二两"。王好古："治胆虚不眠，寒也，炒服；治胆实多睡，热也，生用。"川芎为血中之气药，调畅气机；知母清肝润燥除烦；茯苓宁心安神；甘草清热，与酸枣仁合甘酸化阴之效，且调和诸药。诸药合用，共奏滋阴养血、宁心安神之功。

## 跟师心得

赖权安

笔者有幸跟随柯老师学习多时。柯老师平素待人谦虚有礼，甚有儒医之风，"仁心仁术，医贵精诚"是常在嘴边的一句话。在跟师期间，我看到的不仅仅是精湛的医术，更多的是柯老师对患者的耐心、细心、体贴，从细节为患者着想。如有一天，有位患者在就诊路上遗失钱包，至诊室时始发现，柯老师即慷慨解囊，不仅垫付了药费，还赠付患者回家路费。

柯老师博览群书，尤精经典《黄帝内经》《伤寒论》《温病条辨》等，常常能启发同学们思维，分析总结清楚。听柯老师讲课，总有茅塞顿开的感觉。

柯老师认为，辨证需明确，如患者正气尚足、邪气始结之时，在疏理气机的同时即需顾护脾气。《金匮要略·脏腑经络先后病脉证》云："夫治未病者，见肝之病，知肝传脾，当先实脾。"外邪入袭，正气受伐，当补益正气，切勿多投攻伐之物，以佛手、八月札、陈皮等稍利肝气即可。如正邪紊杂，当祛邪扶正，不忘药需借正气方能显功，当把握扶正祛邪之间的比例。

这里的正气指以下方面：一是患者素体正气，中焦运化功能尚未失去，精营能濡养各脏腑，投药方能达功，若脾胃正气亏虚，肝胆疏散之力不足，祛邪药反留为患。二指扶正之品勿太过不足，太过则加重肝胆脾胃负担，易出现纳呆、腹胀等气滞情况；不足则中焦气化不及。如养肝常用白芍、当归、山茱萸、枸杞子、黄芪；健脾常用白术、山药、白扁豆、党参；补肾常用黄精、熟地黄、杜仲等。

柯老师善将中医药学基本理论、前人经验与当今医疗实践相结合，解决临床疑难问题。笔者通过深入研究，发掘、整理、继承柯干名老中医学术思想和临证经验，为保持中医药特色，发挥中医药优势，促进中医药文化传承及学术发展。期望在以后的传承过程中，努力结合柯老师本身的学术特点，依照中医自身发展规律，创立更多、更好的经验传承方法。

# 验方二则

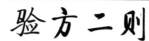

**组成：** 柴　胡 5～15g　　郁　金 10～20g　　虎　杖 15～30g

矮地茶 15～30g　　苍　术 5～10g　　薏苡仁 30～60g

茯　苓 15～20g　　麸枳壳 10～15g　　八月札 10～15g

垂盆草 15～30g　　蜜甘草 3～6g

**功效：** 疏肝利胆，清热利湿。

**主治：** 肝功能异常（肝郁湿热证）。

**临床证候：** 胁肋胀痛，口苦口干，胸闷纳呆，小便黄赤，大便黏腻，或兼有身目俱黄，舌暗红，苔薄黄或黄腻，脉弦。

**方解：** 本方治疗肝郁湿热引起的肝功能异常。方中柴胡、郁金为君药。柴胡苦、辛，微寒，归肝、胆经，性善条达肝气，有疏肝解郁的功效。现代药理研究指出，柴胡具有较好的抗脂肪肝、抗肝损伤、利胆，降低转氨酶的作用。郁金辛、苦，寒，归肝、胆、心经，具有行气止痛、利胆退黄的作用。现代药理研究指出，郁金有保护肝细胞，促进肝细胞再生，去脂和抑制肝细胞纤维化的作用，能对抗肝脏毒性病变。此方以柴胡、郁金为君药，取其疏肝解郁、行气利胆之功效。矮地茶、垂盆草、虎杖为臣药，清热利湿退黄。矮地茶苦、辛，平，归肺、肝经，取其清热利湿之功，临床上常用来治疗急性肝炎、慢性肝炎、黄疸等。垂盆草甘、淡、微酸，微寒，归心、肝、胆经，具有利湿退黄、清热解毒的功效，临床上常用来治疗湿热黄疸。现代药理研究指出，垂盆草具有保肝的作用，对葡萄球菌、链球菌、伤寒杆菌、白念珠菌均有抑制作用。虎杖微苦，微寒，归肝、胆、肺经，具有利湿退黄、清热解毒之功效。配以苍术、薏苡仁、茯苓、枳壳、八月札为佐药，加强疏肝理气、活血止痛的作用。苍术辛、苦，温，归脾、胃、肝经，具有燥湿健脾之功，常用于治疗湿阻中焦证。薏苡仁甘、淡，凉，归脾、胃、肺经，具有健脾渗湿、利水消肿的作用。现代药理研究指出，薏苡仁脂肪油，能使血清钙、血糖量下降，并有解热镇痛作用。茯苓甘、淡，平，归心、脾、肾经，具有健脾利水渗湿的作用。现代药理研究证明，茯苓具有护肝作用，能降低胃液分泌，对胃溃疡有抑制作用。枳壳苦、辛、酸，温，归脾、胃、大肠经，具有破气除痞、化痰消积的功效。《本草纲目》载："枳实、枳壳……大抵其功皆能利气，气下则痰喘止，气行则痞胀消，气通则痛刺止，气利则后重除。"现代药理研究指出，枳壳能使胆囊收缩，括约肌张力增强。八月札（预知子）苦，寒，归肝、胆、胃、膀胱经，具有疏肝理气、活血止痛散结的功效。蜜甘草为使药，调和诸药。

**临床加减：**若胁痛甚者，加醋延胡索、川楝子，加强行气止痛之功；若黄疸严重，加茵陈、焦山栀，清热利湿退黄；若大便不通、下腹胀痛，加大黄，泻热通便；若恶心呃逆明显，加陈皮、竹茹、法半夏，和胃降逆；日久化瘀，胁痛有块者，加赤芍、川芎，活血化瘀止痛；若饮食不节，过食肥甘，损伤脾胃，形体肥胖，湿热内生，郁于肝胆，肝胆失于疏泄，胁隐痛者，加绞股蓝、山楂、决明子；若湿热煎熬，结成砂石，阻滞胆道，加金钱草、海金沙、鸡内金；若日久化瘀，胁痛有块者，加赤芍、川芎，活血化瘀止痛；若饮食不节，过食肥甘，损伤脾胃，形体肥胖，湿热内生，郁于肝胆，肝胆失于疏泄，胁隐痛者，加绞股蓝、山楂、决明子。

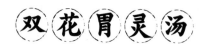

# 双花胃灵汤

**组成：** 玫瑰花 5～10g  梅 花 5～10g  党 参 10～30g
炒白术 10～20g  炒 白 芍 10～20g  海螵蛸 10～15g
白 及 10～15g  醋延胡索 10～20g  炙甘草 3～6g

**功效：** 开郁健脾益气，行气和中，缓急止痛。

**主治：** 脾虚气滞型胃脘痛、脘腹胀等脾胃疾患。

**方解：**《中华人民共和国药典》称玫瑰花归肝脾经，能行气解郁、和血、止痛，用于肝胃气痛，食少呕恶，月经不调，跌仆伤痛。梅花，开郁和中，化痰解毒，用于郁闷心烦，肝胃气痛，梅核气。两者合用，疏肝理气健脾，且其理气力平，气舒而不滞气。党参健脾和胃，甘温益气，滋生化之源以补其本；炒白术补脾益气，燥湿利水，培补脾土；炒白芍缓中止痛，养血柔肝健脾；海螵蛸制酸敛疮；白及收敛止血，消肿生肌，有利于黏膜溃疡愈合修复；醋延胡索活血利气止痛；炙甘草补脾和胃，缓和诸药。

**临床加减：** 偏胃寒，恶寒喜温者，可加良附丸或桂枝，以温中散寒；胃寒寒凝而痛者，加甘松、九香虫，温中行气止痛；偏气虚甚者，加黄芪，协党参补气之力，另黄芪可起到托毒生肌之作用，胃镜显示有慢性溃疡或糜烂者，也可辨证加用；偏血虚者，加当归、川芎，以行气血；偏气滞重者，加佛手、香附；反酸、胃脘烧灼者，加浙贝母，与原方海螵蛸组成海贝散以制酸，或加用煅瓦楞、煅牡蛎、左金丸等制酸；兼有痰饮者，加二陈汤，健脾化痰助运。

医案篇

浙江省名医验案医选

宋成元　男　三十九岁　台州市统校某某教练

二〇〇二年〇月〇日，就诊

师功能及异常半年，诊入本院感染科

治疗诊断为慢性病毒性乙型肝炎，静滴、肌注、口服

久治缠绵效甚，病情未见好转，无奈之际，试

服中药诊时渐见去两指气孤武伯冬拾半信半

查峡精气药重武松半信半，硬指硬硬孤武伯

半信半，邺吾山幼别别川，闲宽老脐脉闷、纳差

柯干　男，1940年出生，浙江省温州市人，1965年毕业于浙江中医学院，为浙江省台州市人民医院主任中医师，2001年被省政府授予"省名中医"称号，系第三批"全国老中医药专家学术经验继承指导老师"。

手写医案一

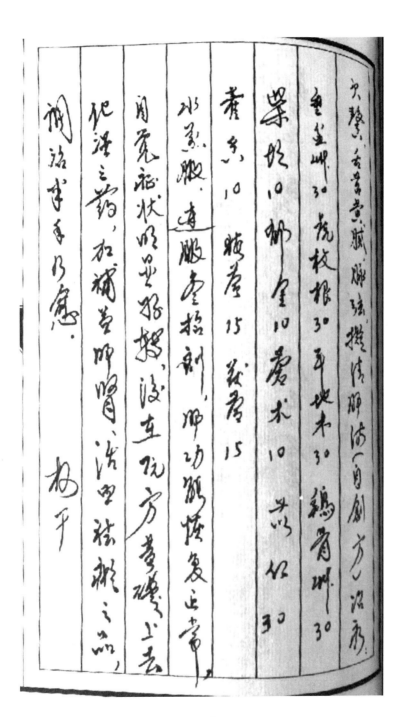

手写医案二

# 胃痛（4 则）

姓名：张某　性别：男　年龄：62 岁　初诊：2019-07-10

反复胃痛 3 年余，近 2 个月加重。2 个月以来，胃痛反复发作，以胀痛为主，多发生于饭后，时有右胁肋部气窜痛，嗳气排气后稍减，偶有反酸，无恶心呕吐，纳谷欠馨，平素心情不畅、易怒，消瘦，乏力明显，睡眠尚可，二便可。舌暗红，苔薄黄，脉细弦。2018 年胃镜显示慢性浅表性胃炎伴糜烂。

证属气滞血瘀，脾气不足。治宜理气化瘀，健脾益气。

| | | | |
|---|---|---|---|
| 党　参 20g | 黄　芪 30g | 白　及 10g | 甘　松 10g |
| 延胡索 10g | 川楝子 10g | 佛　手 10g | 制香附 10g |
| 炒白芍 10g | 蜜甘草 3g | | **10 剂** |

二诊（2019-08-17）：服药后胃胀、胃痛减轻，嗳气基本消失，时有反酸，纳谷有增，乏力减轻，心情改善，舌暗苔薄白，脉细弦。守方继进。上方去延胡索，改党参 15g、黄芪 20g，加煅瓦楞子 30g。10 剂。

三诊（2019-09-04）：服药后诸症好转，近日饮食不节后出现胃胀、腹胀，舌暗红苔白，脉滑。原方党参改太子参 15g，加枳壳 10g，去炙甘草。10 剂。

**医案分析**　此患者平素心情不畅、易怒，是肝郁气滞之象，胃镜显示慢性浅表性胃炎伴糜烂，时有疼痛，定位在血分，且胃痛反复发作3年余，久病必瘀，有血瘀之征。乏力明显、消瘦，胃纳不香，乃脾气不足所致。

故一诊用党参、黄芪补益脾气，香附、佛手、甘松、川楝子疏肝行气，延胡索既走气分又走血分、行气活血止痛，炒白芍、蜜甘草柔肝缓急止痛。二诊时，患者症状好转，略有反酸，守方加煅瓦楞子，以制酸止痛。三诊时因饮食不节出现腹胀，原方加枳壳，行滞消积治腹胀。

**问题** 柯老师，平素您常说"从肝论治"，为什么要"从肝论治"呢？本病有胀痛、有易怒，有脉弦，很符合您说的"从肝论治"，但为什么不用疏肝最常用的柴胡呢？

**解答** "从肝论治"理论来源于肝的功能。肝主疏泄，能疏泄气机，调畅情志，保持全身气机疏通畅达，通而不滞，散而不郁。肝通过主疏泄功能助五脏气化。现代人生活环境改善，生活水平提高，吃得好、穿得暖，但工作、生活的压力大，忧思、焦虑、紧张等情绪使脏腑气机异常，出现气滞、气结、气逆、气上等变化，气滞、气结可导致血瘀、水停，气逆、气上可携肝火上炎、肝阳上亢，损伤肝血、肝阴，症状丛生。我们利用"肝"的特性来疏理脏腑气机，同时根据个人体质、病情长短随证治之，恢复人体内平衡。故"从肝论治"包括疏肝理气、疏肝通络、柔肝、缓肝、泄肝、镇肝、养肝诸法。本病胃胀痛、易怒、苔薄黄、脉弦，治宜培土泻木、柔肝，用川楝子清肝火，党参补土，芍药甘草汤柔肝。柴胡确为疏肝常用药，但本病例并非最佳选择。

**问题** 这个病例中，患者舌苔薄黄，是有热象的，为何还用黄芪、党参这类温热的药？

**解答** 本患者病机为肝木乘脾土，故用党参来安脾土；病情反复发作3年余，乏力明显，黄芪能补气，且生用托脓生肌以治胃糜烂之症。至于热象，已用川楝子清肝火。

**感悟**　"从肝论治"是一个治疗各类疾病的思路，但在不同的脏腑、不同的阶段，也有不同的含义，不能提到"从肝论治"就只想到疏肝。

## 医案二

姓名：林某　性别：男　年龄：68 岁　初诊：2019-07-22

反复胃痛年余。反复发作胃痛年余，以刺痛为主，时有胃烧灼感，时有痞满感，胃镜显示糜烂性胃炎，间断服用金奥康（奥美拉唑肠溶胶囊），纳眠可，小便正常，大便不成形，舌淡红，苔薄白、苔中白腻，脉细。

证属水瘀互结。治宜行气化瘀，利水止痛。

| | | | |
|---|---|---|---|
| 太子参 15g | 蒲　　黄 10g（包煎） | 海螵蛸 10g | 牡蛎 30g |
| 醋延胡索 10g | 煅瓦楞子 30g | 茯　苓 20g | 枳实 10g |
| 白　　及 10g | 炒白术 10g | 炙甘草 3g | **10 剂** |

二诊（2019-08-01）：服药后症状好转，舌淡红，苔薄白、苔中白腻，脉细。上方加鸡内金 30g、稻芽 10g。10 剂。

**医案分析**　本患者胃痛，以刺痛为主，胃镜显示糜烂性胃炎，有血瘀之征，定位在血分。故当活血化瘀、行气利水。用蒲黄走血分、水分，活血化瘀利水；用枳实行气消痞散结；用延胡索走气分、血分，行气活血止痛；茯苓利水除满；白及微苦、微甘，质黏性涩，功可收敛止血，解毒消肿生肌，亦可收酸止痛；牡蛎、煅瓦楞子、海螵蛸收敛止酸；四君子汤补脾护胃。二诊症状好转，加鸡内金化瘀、健脾消食，稻芽助胃消食。

**问题**　柯老师，患者舌苔中间白腻，为什么不认为是有痰湿，治以健脾化痰祛湿呢？

**解答** 舌苔白腻并不是都是湿邪，当中焦气机停滞、水饮内停时，舌苔也会出现白腻。另外，当老年人出现舌苔厚腻，且两边不均匀时，要考虑牙齿情况，牙齿好的一边舌苔可能正常，牙齿不好的一边舌苔可能偏厚。本案根据问诊、触诊辨证，舌苔白腻应属气滞水停，非痰湿之故。

**感悟** 胃部及腹部的一切疼痛，常涉及气分、血分、水分。如止痛名方失笑散用蒲黄走血分、水分，化瘀利水。如用当归芍药散治疗腹痛时，即用芍药和血利水止痛，当归和血脉，川芎行气活血，茯苓、泽泻利水，白术健运脾气。总之，腹部的痛症，都应该注意化瘀利水。治疗时加入化瘀利水药物来治标止痛。

姓名：林某　性别：女　年龄：71 岁　初诊：2019-07-26

胃痛年余。反复发作胃痛年余，无固定发作时间，时痛剧，时隐痛，时伴有胃胀，口臭，形体消瘦，乏力，睡眠不佳，胃纳不香，小便正常，大便略稀，舌淡红、边有齿痕，苔白，脉弦细。

证属脾胃虚弱，气滞血瘀。治宜健脾和胃，行气活血。

| | | | |
|---|---|---|---|
| 党　参 15g | 炒白芍 10g | 炒白术 10g | 延胡索 10g |
| 玫瑰花 10g | 蒲公英 15g | 茯　苓 15g | 香　附 10g |
| 佛　手 10g | 炙甘草 3g | | **10 剂** |

二诊（2019-08-09）：服药后胃痛发作次数减少，胃胀减轻，家人述口臭减轻，乏力，胃口略增，大便不成形，舌淡红、边有齿痕，苔薄白，脉弦细。上方加黄芪 30g。10 剂。

**医案分析** 本案辨证总体思路为本虚标实。老年女性,病史年余,乏力,消瘦,胃口不馨,大便稀溏。观其舌脉,舌质淡红、边有齿痕,脉细弦,乃脾胃气虚之象,是为本虚。胃痛发作不定时,疼痛性质不定,胃痛同时伴有胃胀,乃气滞血瘀之象,是为标实。治则宜健脾和胃,行气活血。一诊方中,四君子汤补脾胃之气虚,芍药甘草汤养血、缓急止痛,玫瑰花活血散瘀,延胡索行气止痛,香附、佛手行气消胀,蒲公英清热解毒消口臭。二诊时,胃痛、胃胀、口臭症状减轻,胃口略好转,乏力仍在,故加入味甘性温入脾经的黄芪,以助党参补脾气之力,治脾气虚弱的乏力、食少便溏。

**问题** 柯老师,您治疗胃病时用的药味不多,很少超过12味,而且药的剂量也不多,效果却颇佳,这有什么讲究么?

**解答** 用药如用兵,该重则重,该轻则轻。胃是气机升降的枢纽,用量过重,剂量过大,则药汁就多,在胃里面停留的时间过长,不利于气机升降,反而易致胃病难愈。尤其老年人,因其脏腑组织结构和生理功能有不同程度的减退,会影响中药在体内的吸收、分布和代谢,用药剂量不宜过大。脾胃是气血生化之源,是后天之本,治疗时找准病机,调整脾胃功能,助其自身功能的恢复,则可病去人安。

**问题** 柯老师,您治疗胃病时很喜欢用玫瑰花,那么玫瑰花治疗胃病有奇效么?

**解答** 治疗永远没有捷径。玫瑰花归肝脾经,行气解郁,和血、止痛,很适合治疗与情志郁滞有关、胃胀胃痛并行的胃病。且玫瑰花行气活血而不燥,不损伤胃的津液,符合胃喜湿恶燥之性。

**医案四**

姓名:王某 性别:女 年龄:41岁 初诊:2019-09-20

胃痛10余年。反复发作胃痛10余年,多遇寒、食冷、月经前发作或加重，以隐痛、刺痛多见，遇热、排气后痛减，伴有手足冷，痛经史，月经的第 1～2 天疼痛发作，月经量可、色暗，月经期颈部及头部疼痛、腰酸腹胀，末次月经 8 月 27 日，小便正常，大便偏干，舌淡、边有齿痕，苔薄白，脉细滑。

证属中下焦虚寒，瘀血内阻。治宜温中散寒，活血定痛。

| | | | |
|---|---|---|---|
| 吴茱萸 3g | 桂枝 6g | 生白芍 10g | 赤 芍 10g |
| 当 归 10g | 川芎 20g | 太子参 15g | 茯 苓 15g |
| 益母草 30g | 丹参 15g | 法半夏 5g | 炙甘草 3g |
| 生 姜 3g | | | **7 剂** |

二诊（2019-09-27）：月经 9 月 25 日来潮，服药后痛经未发作，胃痛发作次数减少，月经期颈部及后头痛减轻，腰酸，胃纳可，大便干，舌淡红、边有齿痕，苔薄白，脉细滑。

| | | | |
|---|---|---|---|
| 桂枝 9g | 生白芍 20g | 蒲黄 10g | 川芎 10g |
| 红花 6g | 桃 仁 10g | 党参 15g | 茯苓 15g |
| 当归 10g | 炙甘草 3g | 生姜 3g | **14 剂** |

三诊（2019-10-11）：患者近日胃痛未发作，感觉疲倦，但欲寐，胃口可，二便正常，舌淡红、边有齿痕，脉细滑。上方去红花、桃仁，加枸杞子 15g、生姜 3g、红枣 10g。7 剂。

四诊（2019-10-18）：患者月经将要来潮，胃痛未发作，乏力减轻，嗜睡减轻，头昏沉，烦躁，多梦，胃口可，二便正常，舌淡红、边有齿痕，脉细滑。取二诊方，加炒白术 10g、益母草 30g、赤芍 10g。7 剂。

五诊（2019-10-25）：患者月经10月22日来潮，诸痛未发作，乏力嗜睡，胃口可，二便正常，舌淡红、边有齿痕，脉细滑。

| 桂枝 6g | 生白芍 10g | 当 归 10g | 川 芎 10g |
| 党参 20g | 茯 苓 15g | 炒白术 10g | 炙甘草 3g |
| 生姜 3g | | | **7剂** |

**医案分析**　因受寒、食冷而发作胃痛数年，多因中焦虚寒；胃痛每于月经前发作，则与冲任二脉有关，观其月经色暗、痛经，冲任有寒有瘀；经前头痛，颈部疼痛，多因月经时肝血下充而上虚；血少气机疏达不利，月经时烦躁、腹胀，经后肝血充盈，气血和顺则诸症消失。本案胃痛为中下焦虚寒，肝血不足，瘀血内阻所致。一诊时正值月经前期，故温经化瘀，取温经汤之意。方中吴茱萸、桂枝长于温通血脉；当归、川芎、赤芍、益母草、丹参活血祛瘀，养血调经；生白芍酸苦微寒，养血敛阴，柔肝止痛，制吴茱萸、桂枝之燥；太子参益气健脾；半夏、生姜辛开散结，通降胃气，助祛瘀调经，生姜又温胃助生化。二诊时月经已结束，用建中汤建立中气、温胃止痛，加四君子汤健脾益气，配蒲黄、川芎、红花、桃仁、当归养血活血止痛。三诊时患者胃痛未发作，觉疲惫，遂减红花、桃仁活血药。四诊值月经前，为防月经前胃痛、痛经、头痛，加益母草、红花、桃仁、赤芍活血祛瘀，利水止痛。五诊时患者病情稳定，诸痛未作，唯乏力，遂予建中汤加八珍汤善后。

**问题**　温经汤治疗胃痛，这个我很难想到，柯老师是怎么考虑的呢？

**解答**　本患者主症明显多见于月经之前，如胃痛、头痛、颈部疼痛、腹胀、烦躁等都与冲任虚寒，瘀血内阻有关，故首先用温经汤温补下焦虚寒，化瘀调经。

**问题**　温经汤中有麦冬、牡丹皮、阿胶，您为什么不用呢？

**解答**　温经汤主要治疗冲任虚寒、瘀血内阻，但其治疗症状中有傍晚发热、手心烦热、唇口干燥等血虚有热的证候，然本例患者虚热证候未见，且这些药寒凉滋腻，易碍胃，故方中仅用生白芍制桂枝、吴茱萸之热。

**感悟**　临床辨证治疗中应以抓病机、抓主症为主，不能见到胃痛即从脾胃入手，可开拓思路，提高治疗效果。

# 胃痞（2则）

姓名：杨某　性别：男　年龄：41岁　初诊：2019-08-14

胃痞7年余。患者无明显诱因出现胃痞7年余，胃部按压柔软，时有嗳气，口苦，食欲不振，时有腹胀，胀时欲便，大便不成形、黏腻臭秽，便后腹胀减轻，舌尖红、苔中腻，脉滑。曾口服奥美拉唑、莫沙必利、酪酸梭菌活菌等药物，症状有改善，停药后反复。

证属气滞湿阻，兼有郁热。治宜行气化湿，清郁热。

| | | | |
|---|---|---|---|
| 广藿香10g | 苍术10g | 荷　叶10g | 大腹皮10g |
| 薏苡仁30g | 茯苓15g | 姜厚朴10g | 法半夏10g |
| 陈　皮6g | 黄芩10g | 黄　连3g | 木　香3g　**10剂** |

二诊（2019-08-26）：服药后胃痞减轻，胃口不佳，大便觉排不干净，舌红，苔薄白、苔中白腻，脉滑。上方加沉香曲6g。10剂。

三诊（2019-09-06）：患者自述胃痞大减，腰酸，乏力，大便一天3次、不成形，胃口可，舌红，苔薄白、中间腻，脉滑。

| 木香6g | 砂 仁3g（后下） | 太子参15g | 麸炒白术10g |
| 茯苓15g | 陈 皮6g | 法半夏10g | 甘 草6g |
| 山药10g | 薏苡仁30g | 芡 实20g | **10剂** |

四诊（2019-09-20）：服药后，患者自诉上述症状好转，乏力、腰酸消失，大便2~3天1次、不成形，纳眠可，小便调。舌红，苔薄白，脉滑。上方加厚朴花10g。10剂。

**医案分析** 患者胃痞、嗳气、时腹胀，属气滞；大便不成形、臭秽黏腻、舌苔中腻、脉滑，属湿阻；口苦、舌尖红，为热郁。治则应行气、化湿、清热。方中用法半夏辛开苦降开痞，大腹皮、姜厚朴、陈皮、木香以行气，藿香、苍术、陈皮芳香化湿，薏苡仁、茯苓、荷叶健脾利湿，黄连、黄芩清郁热。二诊时胃痞好转，加气香、味苦辛的沉香曲，行气导滞和胃，散痞醒胃。三诊胃痞大减，出现乏力腰酸等虚证，方用四君加山药补中虚，二陈汤加薏苡仁化湿，砂仁化湿行气、温中止泻，木香行气消痞，芡实健脾除湿止泻。四诊症状好转，继续上方巩固疗效，加厚朴花助行气消痞。

**问题** 柯老师，前面用到的都是厚朴，为何四诊要用厚朴花？

**解答** 厚朴和厚朴花虽出于同种植物，性味也类似，但作用强弱不同。前两诊气滞湿阻重，用了破气燥湿降逆的厚朴，力大、作用强；三诊时，胃痞大减，出现乏力、腰酸，说明气滞湿阻减轻，而有中虚之象，故四诊时在补中益气的基础上，用性质温和的厚朴花辅以行气宽中。

**感悟** 胃痞是临床常见症状，易出现气滞、湿阻、热郁、寒凝、中虚等多种病机，或夹痰，或食积，寒热虚实并见，但总体病机仍应归于"胃气壅滞"，治疗均以"通降"为纲，分别应用"温、清、通、补"等法，分清主次，合理用药。

## 医案二

姓名：高某　性别：女　年龄：46 岁　初诊：2019-07-10

胃痞 5 年余。患者食后出现痞胀 5 年余，近 2 年加重，按揉略缓解，胃部柔软，呃逆频频，食欲好但食多胃胀，伴有消瘦、乏力，畏寒，钡透显示胃下垂，舌淡红胖大、有齿痕，苔薄白，脉细。

证属中气下陷，痞结于中。治宜补中益气，除痞降逆。

| | | | |
|---|---|---|---|
| 黄芪 50g | 枳实 10g | 半 夏 10g | 苍 术 10g |
| 陈皮 6g | 茯苓 20g | 姜厚朴 10g | 旋覆花 10g（包煎） |
| 砂仁 6g（后下） | | | **7 剂** |

二诊（2019-07-17）：服药后诸症减轻，舌暗有瘀点，苔薄白，脉细。上方加桃仁 10g、吴茱萸 5g，去旋覆花。10 剂。

**医案分析** 此患者辨病为胃下垂，食后痞胀、消瘦、乏力、畏寒、舌淡有齿痕、苔薄白、脉细，均是一派虚象，故用补中益气汤去升麻、柴胡以防升散。加枳实横行除痞，厚朴、半夏、旋覆花之肃降止呃，加陈皮、砂仁之周行以斡旋中气。二诊时，胖大舌缩小，并出现瘀点，故去旋覆花，加桃仁化瘀，加吴茱萸温中下气止呕。

**问题** 我也遇到过胃下垂患者，主诉多为胃胀、痞满，按照胃以降为顺的理论应该行气降气，但患者的胃本来就下垂，用药是不是应该加升提药物？

**解答**　本案治疗时结合辨病和辨证两个方面。辨证中，一方面乏力、消瘦、舌淡胖大有齿痕、脉细为中虚，治以补气健脾；另一方面痞满按揉略减、嗳气为气滞，治以开痞止呃，属本虚标实之证。辨病为胃下垂，治疗多补中益气，升阳举陷。本案治疗用方时保留补中益气汤中补气部分，用了大量的黄芪益气，去掉升散的升麻、柴胡，确实是考虑到升散太过不利于开痞止呃，但如果患者没有胃胀、嗳气症状时，是可以根据病情酌情使用升提药物的，但量仍然不能大，尊重胃以降为顺的个性。

**感悟**　中医的特色之一为辨证论治，我们在临床工作中也常常都是这样做的，但此医案提示我们——辨证论治，要以病为纲。辨证和辨病是不可分割的，辨证在辨病的基础上才是清晰、有依据的。在辨病的基础上，四诊合参才有价值。

# 反酸（3 则）

姓名：蒋某　性别：女　年龄：34 岁　初诊：2019-09-27

嗳腐吞酸 2 个月余。患者 2 个月来嗳腐吞酸，伴有胃脘胀满、饭后加重，甚则胸闷，胃口不佳，平素脾气急躁易怒，体瘦，自述有浅表性胃炎、反流性食管炎病史，小便正常，排便困难，大便黏，舌质红，舌苔薄黄，脉弦细。

此为肝胃失和，治以泄肝和胃，苦辛通降。

| 黄连 3g | 吴茱萸 1g | 海螵蛸 10g | 香附 10g |
| 郁金 10g | 煅瓦楞子 30g | 厚朴 10g | 生黄芪 15g |
| 稻芽 10g | 麦芽 10g | 炙甘草 6g | **7 剂** |

二诊（2019-10-08）：服药后，反酸基本消失，偶于食后发作，胃胀大减，胃口尚可，舌苔薄白，脉弦细。

| 柴胡 10g | 当归 10g | 炒白芍 10g | 炒白术 10g |
| 煅瓦楞子 30g | 鸡内金 20g | 太子参 15g | 茯苓 15g |
| 炙甘草 3g | | | **7 剂** |

嘱其心情平和，少食甜、黏之物。

**医案分析** 本案年轻女性，平素脾气暴躁，舌红苔薄黄，脉弦，故其嗳腐吞酸乃由于肝经火旺、横逆犯胃所致。一诊方中，黄连、吴茱萸辛开苦降，和胃制酸，二药肝胃同治，肝火得清，胃气得降；海螵蛸、煅瓦楞子制酸止痛以治标，香附、郁金、厚朴疏肝理气，肝气得疏，胃气得降；生黄芪、炙甘草益气，稻芽、麦芽健运脾胃，使脾胃气充实，实脾以防肝气横逆。二诊时反酸、胃胀大减，舌苔薄白，脉弦的同时细，说明肝火得清后，肝血不足显现出来，于是用疏肝理脾养血的逍遥丸为底方，加煅瓦楞子制酸，加鸡内金消食祛瘀。

**问题** 柯老师，《素问》中说"诸呕吐酸，暴注下迫，皆属于热"，也就是说嗳腐吞酸都属于热，应该清热治疗，对么？

**解答** 嗳气有臭秽的味道称嗳腐，多由于脾胃功能弱、不能消化导致；胃底酸水，觉味酸而不吐者，谓之吞酸，气郁不伸之象尤著。历代说到"诸呕吐酸"，河间以热为辞，东垣以寒为因，皆不尽然。现代医学看来，嗳腐吞酸是慢性胃炎的主症之一，西医谓之"反流"。我认为其病因有寒热之分，热者肝热犯胃，火性上炎，寒者脾阳不振，健运失司，清阳不升则浊阴反逆，临证时寒热混杂者多见。故不能见到嗳腐吞酸、反酸烧心就用清热的方法，辨证论治才为妥当。

**感悟** 柯老师二诊处方中除了中药外，还嘱咐患者调整心态，注意饮食。作为一名合格的中医，不仅要潜心研究遣方用药，也要关注影响患者病情转归和预后的情志、饮食。

## 医案二

姓名：葛某　性别：女　年龄：43 岁　初诊：2019-09-04

烧心 2 个月余。患者自述自端午节吃肉粽后烧心 2 个月，时有吞酸，嗳腐食臭，心下痞胀，不欲饮食，大便稀溏，小便可，舌苔厚腻发黄，脉滑。

证属饮食积滞。治宜消食导滞，理气和中。

| 焦山楂15g | 炒麦芽15g | 焦神曲15g | 莱菔子20g |
|---|---|---|---|
| 法半夏10g | 陈皮9g | 茯苓20g | 枳实10g |
| 生白术20g | 连翘10g | 煅瓦楞子30g | 海螵蛸20g |
| 黄连6g | 吴茱萸1g | | **5剂** |

二诊（2019-09-11）：服药后症状好转，烧心时发，吞酸未作，心下觉宽松，胃口增，大便头 3 天次数增多，现 1 天 1 次，便质正

常，苔厚腻，脉滑。上方去吴茱萸、黄连，焦三仙各减至10g。5剂。

三诊（2019-09-18）：服药后诸症皆消，守方再进3剂，水煎服。

**医案分析** 本患者由于饮食不节，吃了不易消化食物，导致食积伤胃，中焦气机受阻，胃失和降，出现反酸、烧心、胃胀、嗳气，大便稀溏，舌苔厚腻等。治疗根本应消食导滞，恢复中焦功能。故用保和丸、枳术丸、左金丸加减。焦三仙消肉、面、米积，莱菔子行气消痰浊，半夏、陈皮、茯苓理气和胃、燥湿化痰，连翘散结清热。枳实行气散结，生白术运脾，寓消于补，治疗饮食停滞不化。食滞则使气机升降不畅，易形成气滞，气滞日久化火，故用左金丸清火。二诊时症状好转，舌苔由黄变白，去左金丸；胃口已经好转，焦三仙减量。三诊患者诸症皆消，仅用3剂巩固疗效。

**问题** 我原来遇到胃中烧灼感，不敢用消食药，怕越用胃酸越多，烧灼感越重，这么看来也不是的。

**解答** 治疗各种疾病，都要找到其病因病机，比如肝火吞酸和食滞吞酸，都有胃的烧灼感，然而肝火吞酸，是由于恼怒等情志因素导致肝气郁滞，日久化火伤胃，一般伴有平素的情志不畅或急躁易怒、胸胁不舒、口苦咽干等；食滞吞酸，由于饮食不节，食积伤胃，中焦气机受阻，胃失和降，引起吞酸，伴有嗳腐食臭、脘痞厌食、舌苔厚腻。也都可以用到消食药，肝火吞酸我常用到生麦芽和生鸡内金，生麦芽健脾胃还可以疏肝解郁，生鸡内金消食的同时又能化瘀；食滞吞酸各种消食药的选择就很广泛了，焦三仙、炒莱菔子、陈皮等，除此之外不仅用消食药，应酌加运脾行气使胃降的药，如枳实、生白术，恢复胃的功能，使气机通畅。

**感悟** 治疗疾病的过程，是寻求病因病机，然后辨病和辨证的过程，同时要兼顾脏腑的特性，比如治疗胃病的时候，首先要注意胃以降为顺，可用枳实、白术、旋覆花、代赭石类药物降胃气，其次注意胃喜润恶燥，使用四君子汤时，常用性味平和的太子参易性味稍温的党参，需要用化湿药物，尽量选不过于辛燥的药物，平淡中正，更为合适。

姓名：包某　性别：女　年龄：47 岁　初诊：2021-08-09

反复午睡后胃脘有烧灼感、反酸月余，伴有乏力，纳眠可，二便可。舌淡红苔薄黄腻，脉弦细数。

| 旋覆花 10g | 太子参 10g | 海螵蛸 10g | 浙贝母 10g |
|---|---|---|---|
| 法半夏 10g | 佛　手 10g | 茯　苓 15g | 梅　花 10g |
| 玫瑰花 10g | 炙甘草 3g | | **10 剂** |

二诊（2021-08-23）：患者服药后，乏力较前明显好转，胃脘略有烧灼感，无反酸，外阴瘙痒，纳眠可，二便可。舌淡红苔薄黄，脉细。继续予上方 10 剂。

**问题**　柯老师，此患者自觉乏力明显，可否加大方中补益气血药的比例？

**解答**　不可。此患者乏力，其根本在脾胃虚弱，气血生化乏源，但此时主要为脾虚肝乘、肝胃不和的表现，所以，治疗当健脾疏肝理气，选用名方双花胃灵汤加减，暂时不需要太多补益药。

**问题**　柯老师，方中用浙贝母有何特殊意义？

**解答**　这是海贝散中的主要成员，其中"海"即指《本草纲目》中的海螵蛸，其在《备急千金要方》中名乌贼骨，所以又叫"乌贝散"。方中乌贼骨有制酸止痛，收敛止血，保护胃肠黏膜的作用；

浙贝母具有清热散结，软坚化痰之功。两药合用，有制酸止痛、收敛止血的作用，常用于胃痛反酸等。

**问题**　柯老师，为何此处将双花胃灵汤中的党参改为太子参？

**解答**　二者均有健脾益气的功效，但太子参为清补之品，偏补气阴，此患者胃脘部有烧灼感，为胃阴不足的表现，故此处选太子参更佳。

# 纳呆（2则）

姓名：陈某　性别：男　年龄：5岁　初诊：2019-07-12

胃口不佳年余。患者1年前因支气管肺炎住院，出院后胃口不佳，不知饥，饭量小，身高体重略低于同龄儿童，体弱易感冒，活动如常，时腹痛，伴有咽喉疼痛5天，面色暗，小便正常，大便干结，舌质淡，舌苔根部厚腻，脉细。

此为中阳不足、脾胃不和，治以建立中阳，健脾消食。

| | | | |
|---|---|---|---|
| 桂枝5g | 生白芍15g | 木蝴蝶3g | 玄　参5g |
| 芦根20g | 稻　芽10g | 炒麦芽10g | 鸡内金10g |
| 生姜3g | 红　枣10g | 炙甘草3g | **5剂，1剂分2日服** |

二诊（2019-07-22）：服药后咽痛消失，腹痛未发作，大便便质正常，胃口略好转，舌苔薄白，脉细。上方去木蝴蝶、芦根、玄参。5剂，1剂分2日服。

三诊（2019-08-02）：服药后胃口好转，饭量增加，主动要求进食，大便正常，舌苔薄白，脉细。上方去炒麦芽、稻芽。5剂，1剂分2日服。

嘱其家长多带孩子室外运动。

**医案分析**　本案儿童，病后出现胃口差，体瘦，身高不足，面色暗，舌淡，脉细，属中气不足，阴阳俱损。患儿大便干，故以阴损为主。一诊方中，桂枝、生白芍、生姜、红枣、炙甘草取建中汤之意，建立中阳，其中桂枝、生白芍振奋中阳、和阴养血，共为君药，加炙甘草补中气，姜枣调和营卫。炒麦芽、稻芽、鸡内金健脾消食，促进食欲。木蝴蝶、玄参、芦根清热滋阴，治疗咽喉疼痛。二诊时，咽喉疼痛消失，故去木蝴蝶、芦根、玄参，再进5剂。三诊症状好转，胃口增加，去炒麦芽、稻芽，余药巩固疗效。

**问题**　本患儿胃纳不佳、又体虚多病，为什么不补气呢？

**解答**　小儿纯阳之体，补气易生火，所以选用小建中汤。《金匮要略》是这样记载的："虚劳里急，悸，衄，腹中痛，梦失精，四肢酸疼，手足烦热，咽干口燥，小建中汤主之。"即小建中汤是治疗脾虚劳的，其病机为中气虚，胃中津液不足。小儿脾胃稚嫩，病时应用抗生素类药物伤及脾胃或看护人喂养不当可导致脾胃虚损。现病程长，面色暗，体瘦身矮，舌淡脉细，是为脾胃中气不足致气血生化乏源，只用补气药、消食药也很难从根本上解决问题，所以选用小建中汤建立中气，鼓舞脾胃。

**感悟**　小儿脾胃虚弱，一旦药物、食物伤及脾胃，影响脾胃运化、生发功能，易引起生长发育迟缓，故无论应用怎样的治疗方案，都应注意顾护脾胃。同时，饮食不宜过量，并需要适度运动。

姓名：王某　性别：女　年龄：65 岁　初诊：2019-07-26

食欲减退 4 个月余。患者肝癌病史半年，4 个月前手术后出现食欲减退，原来喜欢吃的食物现在都不想吃，食物在口中不愿意咽下，饭量很小，口服醋酸甲地孕酮无效，体瘦，乏力，怕冷，腰酸，小便正常，大便偏稀，舌质暗，脉细滑。

此为脾失健运、肝肾亏虚，治以补脾益肾、开胃运脾。

| | | |
|---|---|---|
| 党　　参 15g | 炒白术 10g | 炙甘草 5g |
| 法 半 夏 10g | 陈　皮 6g | 旋覆花 10g（包煎） |
| 代 赭 石 10g（先煎） | 生　姜 3g | 红　枣 10g |
| 焦三仙各 10g | 补骨脂 10g | 益智仁 10g　　**7 剂** |

二诊（2019-08-16）：患者自述，服 1 剂药后胃口开始好转，现已恢复至正常食量，乏力减轻，大便便质正常，现要求防肿瘤复发转移治疗，舌质暗，脉细滑。柯老师以扶正祛邪对症治疗。

| | | | |
|---|---|---|---|
| 藤梨根 30g | 半枝莲 30g | 白花蛇舌草 30g | 法半夏 10g |
| 陈　皮 6g | 茯　苓 15g | 补 骨 脂 10g | 益智仁 10g |
| 太子参 15g | 炒白术 10g | 焦 三 仙各 10g | 炙甘草 3g　　**14 剂** |

**医案分析**　本案为肝癌术后患者。肿瘤患者脏腑虚损、气血亏虚，手术易损伤元气，故肿瘤患者的纳呆，单纯健运脾胃时不能

奏效。西医的"肝"属于中医的"脾"的范畴。肝癌患者术后损伤脾气脾阳，故用六君子汤加补骨脂、益智仁大补脾肾，焦三仙开胃，同时加用旋覆代赭汤和胃降逆止呕，标本兼治，起效快。

**问题** 为什么那么多肿瘤患者会胃口不佳呢？

**解答** 首先，食欲不振与患者本身疾病有关，比如胃癌大部分切除术后，胃纳减少；肝癌门静脉高压，导致胃不能通降；胰腺癌使胰酶减少；还有疾病相关症状，胸腹水、贫血、低钠、恶病质都会使食欲下降。其次，放化疗会导致食欲下降，甚至恶心呕吐。最后，中医自古就重视情绪对人的影响，肿瘤患者对病情的担忧影响到食欲。

**感悟** 再次强调，临床上应该重视原发病，当出现某症状时，先辨病、中西并重，再辨证、一法一方，辨病结合辨证，能够提高治疗效果。

# 腹痛（1则）

姓名：周某　性别：女　年龄：40岁　初诊：2019-07-26

反复下腹部疼痛年余。患者腹痛基本每天都发作，劳累加重，月经期加重，月经血量多、血块多，以坠痛为主，转侧时刺痛，喜温喜按，按揉略缓解，末次月经7月2日，B超显示子宫腺肌病，纳眠可，二便可，舌质淡红，脉细滑。

辨证为气虚血瘀，治以行气活血、补气养血。

| 黄　芪 20g | 桃仁 10g | 牡丹皮 10g | 延胡索 10g |
| 乌　药 10g | 赤芍 10g | 川　芎 10g | 当　归 10g |
| 五灵脂 10g | 蒲黄 10g（包煎） | 红　花 6g | 枳　壳 10g |
| 香　附 10g | | | **7 剂** |

二诊（2019-08-02）：月经 7 月 28 日来潮，痛经程度减轻，但下腹仍疼痛，腰酸腰坠，小腹坠胀，乏力，舌淡红苔薄白，脉细滑。

| 黄　芪 30g | 党　参 15g | 炒白术 10g | 茯苓 20g |
| 当　归 10g | 生白芍 20g | 赤　芍 20g | 川芎 10g |
| 炙甘草 9g | 葛　根 30g | 杜　仲 15g | 续断 15g　**7 剂** |

三诊（2019-08-09）：服药后下腹疼痛基本消失，乏力减轻，腰酸痛未见，舌淡红苔薄白，脉细滑。原方不变，继服 14 剂。

后再复诊用八珍汤加减善后，腹痛未发作。

**医案分析**　本案腹痛，以下腹痛为主，月经期加重，月经血块多，劳累时加重，舌淡脉细。辨证有血瘀、有气虚，治以活血化瘀、补气养血。首诊时治疗重点在活血化瘀，方用黄芪加少腹逐瘀汤加减。1 周后复诊，疼痛略减，血块略减，但出现乏力、腰酸，重新审视，患者虽体胖声高、脸色红润，似实证为主，细查发现腹痛劳累加重，疼痛喜温喜按，按揉略减，腹部坠痛，舌淡脉细，如二诊治疗遂以健脾益肾、补气养血为原则，予四君子汤加黄芪健脾益气，配葛根升阳，杜仲、续断补肾壮腰，当归、白芍、赤芍、川芎养血活血，加大生白芍的量，配甘草为芍药甘草汤缓急止痛。

**问题** 柯老师，子宫腺肌病常引起痛经，本案的腹痛原因是什么呢？

**解答** 月经期腹痛加重，血块多，转侧刺痛，是为血瘀之象。平素腹痛劳累加重，喜温喜按，腹部坠痛，是为虚证。本案虚实夹杂，虚多实少，一诊值月经前期，为治疗月经期腹痛或痛经的最佳时期，故用药活血力大，补虚力小，但瘀血虽减少，乏力加重。二诊调整，用仲景"妇人腹中诸疾痛，当归芍药散主之"加益气补脾药，治疗腹痛奏效。

**感悟** 在临床治疗时，辨证后用药也要考虑用药时机，在月经前用化瘀药，让瘀血随经血排出，再用补气养血药。

# 小儿腹痛（2则）

姓名：王某　性别：男　年龄：9岁　初诊：2018-03-12

反复脐周疼痛3个月余。患儿诉腹痛明显，以脐周疼痛为主，疼痛拒按，偶有手足冰凉，纳眠一般，二便调。舌淡红，苔薄黄，脉弦细。2018年3月11日我院B超提示肠系膜淋巴结肿大。西医予以消炎护胃药口服效果不显，症状反复发作。

证属脾胃虚寒，寒中蕴热。治宜健脾和胃，寒热并调。

| 乌　　梅 5g | 细　　辛 3g | 干　　姜 5g | 黄　　连 3g |
| 当　　归 5g | 花　　椒 5g | 桂　　枝 3g | 太子参 5g |
| 黄　　柏 5g | 炒白芍 10g | 蜜甘草 3g | 川楝子 10g |
| 醋延胡索 10g | | | **7 剂** |

二诊（2018-03-19）：患儿诉腹痛较前明显好转，纳一般，眠可，二便可。舌淡红，苔薄黄，脉弦细。予以原方去炒白芍、蜜甘草、延胡索、川楝子，加六神曲 10g、陈皮 6g。10 剂。

三诊（2018-04-01）：患儿诉腹痛症状消失，遂予上方巩固 10剂，症状未再发。

### 医案二

姓名：李某　性别：女　年龄：10 岁　初诊：2018-04-20

反复右下腹痛 1 个月。患儿诉以右下腹隐痛为主，畏寒，纳不香，夜寐尚可，大便稀，小便调，舌淡红，苔薄白，脉弦。2018 年4 月 19 日本院 B 超提示肠系膜淋巴结肿大，淋巴结内部血供丰富。西药服用半月余，症状无明显改善。

证属脾胃虚弱。治宜健脾调胃。采用乌梅汤去黄连、黄柏，加茯苓、山药、六神曲、炒麦芽，增强健脾助运的功效。

| 乌梅 6g | 细　　辛 3g | 干　　姜 5g | 当归 6g |
| 花椒 5g | 桂　　枝 3g | 太子参 6g | 茯苓 10g |
| 山药 15g | 六神曲 10g | 炒麦芽 10g | **7 剂** |

二诊（2018-04-28）：患儿诉腹部隐痛有所好转，偶有畏寒，纳

尚可，二便调。予以原方茯苓、山药、细辛、干姜、花椒的量减半，继续治疗 14 剂。

三诊（2018-05-10）：患儿诉所有症状好转，继续予 4 月 28 日方巩固 10 剂。

**医案分析** 柯老师运用乌梅丸加减治疗儿童腹痛，全方如下：乌梅 5g，细辛 3g，干姜 5g，黄连 3g，黄柏 5g，太子参 5g，当归 5g，花椒 5g，桂枝 3g。柯老师用这个方加减常用来治疗脾肾虚寒、寒热夹杂型小儿功能性腹痛。方中乌梅涩肠止泻，安蛔止痛；细辛味辛性温，归肺、肾、心经，辛温可散寒祛风止痛；干姜温中散寒；黄连、黄柏两者共用，苦寒能清泄内蕴之郁热；当归补血活血止痛；花椒归脾、胃经，温中止痛；桂枝温通，助阳化气。

**问题** 柯老师，临床运用乌梅丸时如何加减？

**解答** 若患儿腹痛难忍时，酌情加醋延胡索 5g、佛手 5g、川楝子 5g、炒白芍 10g、蜜甘草 3g；呕吐甚时，选取姜半夏 5g、生姜 3g、紫苏梗 5g；胃纳欠佳时，可加用六神曲 10g、焦山楂 5g、炒麦芽 10g、炒稻芽 10g；如患儿大便干结时，加火麻仁 10g、炒莱菔子 10g；若患儿大便稀薄，不成形时，可加山药 20g、茯苓 10g；寒证不明显时，酌情减少干姜、细辛以及花椒的用量；郁热不显著时，可去黄连、黄柏；如若有虫积于腹时，加用使君子 10g、苦楝子 10g。西医学上，小儿肠系膜淋巴结炎属于功能性腹痛，无器质性改变。在中医看来，肠系膜淋巴结炎属于"小儿腹痛"范畴。造成小儿腹痛的主要原因有感受寒邪、脏腑虚冷、气滞血瘀、乳食积滞等。柯干常采用乌梅汤加减治疗小儿功能性腹痛。乌梅汤是乌梅、细辛、花椒、黄连、黄柏酸、辛、苦同用，寒热并用，以热为主温脏，阳复则寒散；以太子参、当归为补，攻补兼施，温清涩补。此方用药 9 味，治疗小儿腹痛，临床应用颇多。

# 流涎（1则）

姓名：赵某　性别：女　年龄：45岁　初诊：2021-08-16

反复流涎10年余，味苦，呃逆，无腹胀腹痛，二便可。舌淡红，苔薄黄，脉细。

太子参15g　麸炒白术10g　茯　苓15g　　　　法半夏10g

陈　皮6g　　砂　　仁3g　沉香曲1袋（3g/袋）温山药10g

丁　香3g　　炙甘草3g　　　　　　　　　　　　　**7剂**

二诊（2021-08-23）：流涎症状明显好转，无其他不适主诉。舌淡红苔白，脉细。继续予上方14剂。

**问题**　柯老师，据患者临床表现，当为中焦湿热之证，为何不用清中汤，而是用香砂六君子汤？

**解答**　此患者虽有热证的临床表现在内，但根本在于脾虚生湿，湿蕴生热，治疗当以益气健脾祛湿，所以当用香砂六君子汤。同时，患者病程长，脾胃虚弱，若用清中汤，其中的黄连、栀子过于苦寒，会伤及本就已虚弱的脾胃之阳，从而更加助长寒湿之邪而加重病情。

**问题**　方中丁香有何特殊意义？

**解答**　丁香辛、温，归脾、胃、肺、肾经，有温中降逆、散寒止痛、温肾助阳的功效。①此患者脾虚生湿，主要为脾气和脾阳虚，以脾气虚为主，所以在益气健脾的同时，稍加温中之丁香；②肾阴肾阳为五脏阴阳之根本，之所以选丁香，有取其温补肾阳从而达到补脾阳的目的，即补先天以滋后天；③取丁香"降逆"功效：

津液的生成、输布和排泄，依赖于脏腑的气化和气的升降出入，患者流涎、呃逆，所以取丁香的降逆作用，使气向内沉降，从而使呃逆止，口涎反向流动，达到疗效。

# 泄泻（6 则）

姓名：詹某　性别：男　年龄：45 岁　初诊：2014-01-24

腹泻 2 年。患者大便稀溏，稍进食即腹泻，尤其肉类、蔬菜，食即完谷不化，神疲懒言，不能劳作，形体瘦削，面色萎黄，胃纳差，仅食糜粥，舌淡苔白腻，脉弱。2012 年温岭市第一人民医院胃镜提示浅表性胃炎，2013 年中山医院胃镜显示浅表性胃炎、胆汁反流。四处求医，自述服用多种西药（具体不详），疗效不佳。

辨证为脾虚有湿，治以补脾化湿。

| | | | |
|---|---|---|---|
| 凤尾草 30g | 焦六神曲 10g | 防风 10g | 温山药 20g |
| 砂　仁 3g（后下） | 苍　术 10g | 党参 20g | 法半夏 10g |
| 茯　苓 15g | | | **14 剂** |

二诊（2014-02-07）：服药后未见明显改善，守方再服 14 剂。

三诊（2014-02-21）：服药后大便仍稀，完谷不化略减，胃纳稍增。舌淡苔白，脉弱。

| | | |
|---|---|---|
| 党　参 20g | 炒白术 10g | 茯苓 20g |
| 温山药 20g | 炒白扁豆 10g | 砂仁 6g（后下） |
| 薏苡仁 30g | 炙甘草 3g | **14 剂** |

后以本方为基础调整治疗 1 年，逐渐好转，胃纳香，大便基本成形，乏力消失，能正常工作生活。患者现每年 1 次来柯老处复诊，每次调理 1 个月，身体康健，大便正常。

**医案分析**　本案是脾虚不运，湿浊内阻所致。脾虚不运，饮食不化，胃纳不香；湿浊内阻，气机不畅，清浊不分，故大便稀溏，甚至完谷不化；脾虚气血生化不足，故乏力懒言、面色萎黄、身体瘦削；舌淡、苔白腻、脉弱，皆为脾虚湿盛之象。方中用党参、山药益气健脾，其中党参入肺、脾经，补益脾肺之气，山药益气健脾的同时还能止泻；苍术健脾燥湿，砂仁醒脾和胃、行气化滞，焦六神曲消食健脾，防风能胜湿有助于止泻，凤尾草清热利湿止泻，茯苓利水渗湿健脾。一诊虽无明显效果，但守方再服终见成效。

**问题**　患者腹泻重，甚至完谷不化，乏力重，为何用药时药味少，药量也不多呢？是不是加量、加味后治疗时间会缩短？

**解答**　患者确实脾气虚较重，但也正因为脾气虚重，如果用药多、药量大，恐碍脾气升发运化。患者正值壮年，用少量药物激发其正气，即可恢复脾胃功能。同时，患者虽出现很重的乏力，但其舌苔白腻，乏力除脾气虚弱外也应有湿浊阻滞气机的原因，有湿浊在体内，药不宜过重。

**问题**　患者服中药后 1 个月都未见疗效，为何守方再进呢？

**解答**　本患者泄泻属脾虚有湿，宜用香砂六君子汤合参苓白术散加减治疗，辨证并不难，难在坚持。慢性病有时很难快速取效，但只要辨证准确，可以微调药方，但不要总换药方，医生自己要有信心，也给患者信心。

**感悟** 时常说效不更方，本案虽不效亦不更方，故更方不更方，不能仅凭疗效，要根据病机是否转变、辨证是否准确来决定。

## 医案二

姓名：金某　性别：男　年龄：55 岁　初诊：2019-11-07

泄泻 3 年余，近 1 个月加重。患者泄泻 3 年余，每日大便 3～4 次，大便不成形、夹有不消化食物，1 个月前因家中聚餐，多食油腻之物，泄泻加重，一日 5～6 次，自行服用双歧杆菌后泄泻减轻，停药后反复。现胃口不佳，时腰酸痛，乏力，舌淡有齿痕苔白，脉沉细。

辨证为脾肾亏虚，湿邪内生。治宜补益脾肾，化湿止泻。

| | | | |
|---|---|---|---|
| 党　参 15g | 茯　苓 15g | 炒白术 10g | 白扁豆 10g |
| 陈　皮 6g | 山　药 30g | 砂　仁 6g | 薏苡仁 30g |
| 补骨脂 10g | 五味子 5g | 鸡内金 30g | 焦山楂 10g　**7 剂** |

二诊（2019-11-14）：服药后大便次数减少，每日 2～3 次，胃口好转，腰酸乏力，舌淡胖大有齿痕，苔白，脉沉细。上方去鸡内金、焦山楂，加苍术 10g。14 剂。

三诊（2019-11-28）：服药后大便次数减少，每日 2 次、略能成形，未见大便中有不消化食物，腰酸乏力减轻，舌淡胖、有齿痕，苔白，脉沉细。

继续上方去苍术加减调理 2 个月后，患者大便正常。

**医案分析** 患者泄泻 3 年余，大便溏稀时完谷不化，腰酸，乏力，舌淡胖大有齿痕，是久泻脾肾亏虚之象，同时舌苔白，湿邪内蕴，因饮食不节诱发泄泻加重，需酌加消食止泻之品。方用参苓白术散合四神丸加减。党参、山药益气健脾，白术、茯苓、陈皮、白扁豆、薏苡仁健脾渗湿，砂仁醒脾和胃、行气化湿，补骨脂补命门之火以温养脾土，五味子味酸性温、固肾益气，鸡内金消积滞、健脾胃，焦山楂消积化滞。二诊时，患者舌苔仍白，故加苍术健脾燥湿。三诊时，泄泻次数减少，故去苍术继续调理。

**问题** 本案泄泻 3 年，为何不用固涩止泻药使疗程缩短？

**解答** 慢性泄泻，已成痼疾，至虚之处，常成容邪之所，故不可贸然应用收涩药物，恐关门留寇。

**感悟** 慢性泄泻病位在腑，"六腑以通为用"，故治疗也应以通为用，此"通"并不仅仅指疏通消导，他如脾虚时以健、运为通，肝郁时以疏、达为通，肾阳不足以温为通。应用补益药时一定要注意本病虚实夹杂，补虚的同时不可留邪。

姓名：江某　性别：男　年龄：62 岁　初诊：2019-08-07

泄泻年余。患者自述每日大便 2～3 次，大便不成形，便前腹部不适，时有腹部积气，平素体健，余无不适，纳眠可，小便可，舌质暗红，脉弦。

辨证为大肠气血不和，治以调和大肠气血。

| | | | |
|---|---|---|---|
| 当　归 10g | 川　芎 10g | 生白芍 30g | 茯　苓 15g |
| 生白术 10g | 泽泻 10g | 三　七 10g | 姜厚朴 10g |
| 砂　仁 6g | | | **7 剂** |

3个月后，患者因陪护亲友就诊来院，追问其服药效果，自诉3个月前服药后大便成形，1～2次/d，较前改善。

**医案分析** 本患者平素体健，仅出现泄泻，考虑病位在大肠。因大肠气血不和，故见腹部不适；气血不和，气机不利，气不能顺利排出，故腹部有积气。治宜调和大肠气血，涩肠止泻。方予当归芍药散加减。当归补血和血，生白芍和阴养血，川芎行血活血（为血中气药，不伤正气），白术运脾利湿，茯苓、泽泻利水渗湿，三七活血通络助调和气血，厚朴通腑，砂仁行气化湿。气血调畅，腑气通畅，泄泻自止。

**问题** 生白芍有让大便稀软的作用，本患者以泄泻为主，为何还要使用生白芍？

**解答** 本案泄泻的原因是大肠气血不和，气血不和致气机不利、水液代谢失常，治疗原则为调和大肠气血。当归芍药散是治疗气血水同病、气血不和的重要方剂，生白芍养血和血利水，配合诸药使气血和畅则利即止。

**感悟** 当归芍药散经常用在妇科诸症，但其实只要有气血水同病，都可以用当归芍药散加减治疗，抓住病机很重要。

## 医案四

姓名：王某　性别：男　年龄：35岁　初诊：2019-11-26

怕冷发热、泄泻5日。患者因吹风感寒出现寒热，每天傍晚怕冷发热，体温37.5～38℃，不欲饮食，口淡无味，胃胀痛，头昏痛，肠鸣泄泻，肢体沉重，舌淡边有齿痕、苔中部白厚，脉沉。

辨证为外感寒湿，治以散寒除湿、理气和中。

| | | | |
|---|---|---|---|
| 藿　香10g | 陈　　皮9g | 炒白术10g | 姜半夏10g |
| 厚　朴10g | 泽　　泻10g | 砂　仁6g | 薏苡仁30g |
| 茯　苓15g | 炒六神曲10g | 炒麦芽10g | 焦山楂10g |
| 炙甘草3g | 生　　姜3片 | | **5剂** |

二诊（2019-12-03）：服药后泄泻止，寒热消失，头痛缓解，胃胀痛大减。现乏力气短，不知饥饿，舌淡红苔薄白，脉沉细。

| | | | |
|---|---|---|---|
| 黄　芪20g | 陈　皮9g | 炒白术10g | 党　参10g |
| 厚　朴10g | 枳　壳10g | 砂　　仁6g | 干　姜30g |
| 柴　胡10g | 茯　苓15g | 炒六神曲10g | 炒麦芽10g |
| 焦山楂10g | 炙甘草3g | | **10剂** |

**医案分析**　患者脾胃素虚，又复感寒湿之邪，脾胃升降失常，清浊并走大肠，故胃脘疼痛、泄泻；湿邪黏带，上蒙清窍，外滞四末，则头昏痛、肢体沉重；寒湿困表，则阳气被遏，故恶寒发热；舌淡边有齿痕、苔中厚，脉沉，均为脾胃虚、寒湿内盛之象。故用解表散寒、芳香化湿法。藿香外解风寒、内化湿浊，配白术、茯苓、陈皮、半夏健脾化湿，泽泻、薏苡仁利湿止泻，厚朴、砂仁行气和胃。5剂药后，风寒尽散，但考虑到"泄泻之本，无不由脾胃"，故用补中益气、健脾止泻方善后。

**问题**　既有外感风寒，又有里虚证时，应如何治疗？

**解答**　"表里俱病时，当先解其表，或表里共治。"本患者因外感风寒湿邪，出现怕冷发热、头痛肢困之表证，又有肠鸣泄泻、舌边有齿痕、脉沉之里虚证，应当表里同治。藿香正气散加六君子汤最为对证，但防关门留寇，去掉党参，加健脾渗湿的薏苡仁，故而奏效。

**感悟**　《景岳全书》说："治泻不利小水，非其治也。"故本案除健脾运湿、芳香化湿、温阳化湿外，还用到薏苡仁、泽泻等淡渗利湿，多法祛湿，故 5 剂而愈。但"淡渗不可太多，恐津枯阳陷"，故二诊中加柴胡、干姜升脾气脾阳，配合益气补脾之药而收全功。

**医案五**

姓名：李某　　性别：男　　年龄：33 岁　　初诊：2019-07-26

泄泻 3 年余。患者每日起床后必泄泻，早起则早泻，晚起则晚泻，不起则不泻，刻不容缓，泻势甚急，泻后自觉舒适，服四神丸、金匮肾气丸、附子理中丸等均不效。伴心烦急躁、夜寐梦多，形瘦，舌红边赤，苔黄而干，脉象弦滑数。

辨证为肝胆郁热，下迫阳明。治以疏利肝胆之热。

| | | | | |
|---|---|---|---|---|
| 陈皮 9g | 防风 6g | 生白术 10g | 生白芍 10g | |
| 葛根 10g | 黄连 3g | 黄　芩 10g | 荆芥炭 10g | **7 剂** |

患者并未复诊，后陪同家人求医时说，当时服药 3 剂即愈。

**医案分析**　患者每于晨起泄泻，且泻势急迫，刻不容缓，泻下如注，顷刻而毕，泻后舒适，是为热象；心烦急躁，多梦，舌边红，热在肝胆；结合舌苔黄而干、脉弦滑数，确定为有热。治疗用痛泻要方、葛根芩连汤合方，其中痛泻要方抑木扶土，葛根芩连汤泻热坚阴止泻。

**问题**　本患者每于晨起泄泻，应属五更泻，为什么四神丸无效?

**解答** 四神丸治疗脾肾阳虚泄泻。脾肾阳虚泄泻多发生于黎明，故称五更泻。本患者每日晨起暴泻，《黄帝内经》所谓"暴注下迫，皆属于热"，或有腹痛者，泻后痛减，或无腹痛者，泻后亦感舒适，此皆邪实之征，并无脾肾阳虚之象，故四神丸无效。

**感悟** 中医的特点是讲辨证，思维不能固化，不可认定某病、一定属虚，某证一定属实，应该认真收集患者资料、审查舌脉症，找到真正的病机。

### 医案六

姓名：陈某　性别：男　年龄：36 岁　初诊：2019-08-14

泄泻 2 年余。患者无明显诱因出现大便次数增加 2 年，每天大便 4～6 次，便质稀，晨起排便 1～2 次，饭后易排便，饭量可，无其他不适症状，舌淡苔白略厚，脉滑。

辨证为脾气虚弱，湿邪内生。治以健脾利湿。

| | | | |
|---|---|---|---|
| 党参 15g | 炒白术 10g | 茯 苓 20g | 白扁豆 10g |
| 陈皮 6g | 山 药 30g | 莲 子 10g | 砂 仁 6g（后下） |
| 桔梗 10g | 薏苡仁 30g | 炙甘草 5g | **7 剂** |

二诊（2019-08-21）：服药后，大便次数每天 3～4 次，便质稀，舌淡苔白，脉滑。上方加焦山楂 10g。14 剂。

三诊（2019-09-11）：服药后大便每天 3～4 次，大便便质仍稀，平时略有怕冷，腹部吹冷风则泄泻加重，舌淡略紫，舌苔薄白、根部略厚，脉滑。

| 党　参 15g | 炒白术 10g | 茯苓 20g | 干　姜 9g |
| 小茴香 5g | 山　药 20g | 砂仁 6g（后下） | 薏苡仁 30g |
| 炙甘草 5g | | | **7 剂** |

四诊（2019-09-18）：服药后大便每天 3 次，便质正常，舌淡略紫，苔薄白，脉滑。守方 14 剂。

后续以上方加减调整 1 个月，大便 1 天 2～3 次，便质正常，吹冷风泄泻现象基本消失。

**医案分析**　患者大便次数多，便质稀，舌淡苔白，脉滑。考虑脾虚有湿，虚多湿少，首诊和二诊应用健脾利湿的参苓白术散，大便次数略减，便质无改善。三诊再次审察患者情况，中年男性，体壮，详问身体状况，自述怕冷，遇冷泄泻加重，舌质淡而偏紫，舌苔薄白、根部略厚，故用四君子汤补中健脾，薏苡仁化湿，加小茴香温肾散寒、干姜温中散寒，终见成效。

**问题**　柯老师，小茴香和干姜在本方中都是温、散的作用，有什么不同吗？

**解答**　小茴香和干姜在性味归经上大家都还记得么？小茴香味辛性温，归脾、胃、肝、肾经，有散寒止痛、理气和胃之效。干姜味辛性热，归脾、胃、心、肺、肾经，功擅温中散寒，回阳通脉，温肺化饮。小茴香没有干姜热，但小茴香温的同时散的作用好。本患者吹冷风易泄泻，应为脾经有寒，故用小茴香温散脾经之寒；干姜辛热，守而不走，温暖中焦以止泻。

**感悟**　把药物用在最合适的地方，单纯的记住药物功效是不够的，需要通过性味归经真正知道它去哪里，能做什么。

# 便秘（3则）

姓名：林某　性别：女　年龄：48岁　初诊：2019-07-12

便秘3年余。患者排便费力3年余，有便意，每临厕努争乏力，半小时仍排不出，排出大便便质尚可，体瘦畏寒，胃脘不适，平素易反复发作口腔溃疡，舌淡苔白有齿痕，脉细弱。

辨证为脾胃虚弱、气机不利，治以振奋脾阳、益气通便。

| | | | |
|---|---|---|---|
| 黄　芪 30g | 桂枝 9g | 生白芍 20g | 党参 20g |
| 山　药 20g | 知母 10g | 炙甘草 10g | 葛根 20g |
| 鸡血藤 30g | | | **7 剂** |

二诊（2019-07-19）：胃脘不适减轻，余症仍在，舌淡红苔薄白，脉细。上方生白芍加至30g，加当归10g、火麻仁10g。7剂。

三诊（2019-07-26）：大便本周排出2次，不费力，舌淡红苔薄白，脉细。上方去葛根，加生白术20g。7剂。

四诊（2019-08-01）：服药后大便好转，1~2天1次，便质可。原方不变，嘱2天服1剂，大便如常即可停药。

**医案分析**　本患者大便质地正常，有便意，但排便费力，是为滞；畏寒、舌淡苔白有齿痕，脉细弱，是为虚。故应补气、温脾阳以通便。桂枝、白芍建立中气，黄芪补气，党参、山药补益脾气，葛根升阳，知母清热以防补气生火，鸡血藤活血通络养血。二诊时加当归、火麻仁，生白芍加量，在补气温脾阳的基础上酌加养血润肠药，防补气温阳药生火伤阴，也有助于排便。三诊时大便可排，一周2次，排便不费力，气虚、脾阳不足大减，故加运脾的生白术，药后大便正常。

**问题** 本案是便秘案，应以通降为主，为何要用葛根？

**解答** 分析本案病情，应为气虚便秘，治疗重点不在于通便，而在于补气，故用黄芪、党参、建中汤、山药补益脾气，而葛根归脾胃经，在大量补气健脾的药中应用，有助于快速补脾益气。脾气足，推动有力，则大便通畅。

**感悟** 大肠虚滞之证，壅补易造成大肠气机不畅，攻下易更伤正气，当以调顺为度。

## 医案二

姓名：张某　性别：女　年龄：58岁　初诊：2019-11-12

便秘腹胀3天。本患者为住院患者，乳腺癌术后放化疗治疗进程中，化疗后出现大便不通，腹胀腹痛，恶心，不欲饮食，乏力，心烦，西医诊断为肠梗阻，患者不愿意接受西医治疗，舌暗有瘀点，苔白干、中间厚，脉弦。

辨证为燥屎内结、腑气不通，治以通腑。

| | | |
|---|---|---|
| 大黄10g（后下） | 芒硝10g（冲服） | 枳实10g |
| 厚朴20g | | **3剂** |

服药后2个月，因需调整体质来门诊就诊，自述上次服药后矢气频频，大便通，便质软，腹胀消失，胃口好转。

**医案分析** 患者腹胀为"痞"，不欲饮食为"满"，大便不通、苔白干、心烦为"燥"，脉弦为"实"，故用大承气汤泄热通腑、荡涤肠胃积滞。

**问题** 柯老师,本患者手术后放化疗治疗,且自觉乏力,用大承气汤会不会伤正气,需不需要加黄芪?

**解答** 如果从西医病历看,患者手术、放化疗,是容易考虑体虚而不用大承气汤,但如果用四诊方式观察患者,患者虽有乏力,但素体壮,说话声高,脉弦有力,可以用大承气汤先治其标。患者舌苔白干厚,腑气通畅后因气郁导致的乏力即缓解,黄芪此时不需要应用;如果大便通畅后仍觉乏力,可再扶正。

**感悟** 有是证,用是方,是《伤寒论》精髓,但在临床中想要真正做到,既需要大胆、需要谨慎,更需要对病机准确的把握。

### 医案三

姓名:赵某　性别:男　年龄:74 岁　初诊:2021-02-23

反复腹痛 6 个月余,伴略感腹胀,大便干,排便欠畅,无恶心呕吐,纳眠一般,小便无殊。2021 年 1 月 19 日我院胶囊内镜示小肠多发病变,小肠异物?舌淡红苔黄,脉弦。

| | | | |
|---|---|---|---|
| 姜厚朴 10g | 麸炒枳实 5g | 大　　黄 10g | 炒莱菔子 10g |
| 木　香 6g | 黄　　连 6g | 焦六神曲 10g | 陈　　皮 6g |
| 茯　苓 15g | 麸炒苍术 10g | | **5 剂** |

二诊(2021-03-01):患者服药后,腹痛缓解,舌淡红,苔薄黄腻,脉弦。继续予原方,共 14 剂。

三诊(2021-03-17):患者诉症状反复,腹痛较前加重,按之痛甚,腹胀明显,肠鸣辘辘,少矢气,大便干,排便不畅,大便 3 ~ 5 天 1 次,小便可,纳寐可,舌淡红,苔薄黄腻,脉弦。予上方加玄明粉 10g（冲服），共 5 剂。

四诊（2021-03-22）：患者诉腹痛腹胀较前略好转，仍肠鸣，矢气少，大便略干，排便欠畅，2～3 天 1 次大便，舌暗红，苔黄，脉弦滑。予上方去黄连，加槟榔 10g、生白术 10g。共 7 剂。

五诊（2021-03-31）：患者服药后无腹痛，略有腹胀，肠鸣辘辘，大便稀。舌淡红，苔黄腻，脉细。予上方减大黄、莱菔子、玄明粉、枳实，加黄连 3g、薏苡仁 30g、太子参 15g、温山药 10g。10 剂。

六诊（2021-04-12）：患者服药后无腹痛腹胀，大便每天 1 次、成形。舌淡红，苔薄黄腻，脉细。继续予上方，共 14 剂。

**医案分析** 据患者病情分析，此为燥屎热邪结滞于大肠腑，壅阻胃肠气机，气机壅滞，致肠腑传导失司，腑以通为用，"不通则痛"，故见腹痛腹胀不舒；邪热耗气伤津，大便干，排便不畅；舌淡红，苔黄，脉弦，为热壅气滞之象。诊断为腹痛，阳明腑实证。治以泄热通腑，予大、小承气汤随证加减。

**问题** 初诊中，可用麻子仁丸泄热通便吗？

**解答** ①麻子仁丸治疗脾约之证，以"大便秘结，小便频数，或脘腹胀痛，舌质红，苔黄，脉数"为辨证要点；②麻子仁丸虽沿用小承气汤轻下热结，但实际服用量较小，更用质润多脂果仁类药物益阴润肠以通便，减缓小承气汤攻伐之力，而此患者初诊时辨为阳明腑实证，当以攻下为主，故初诊时不宜用麻子仁丸。

**问题** 患者初诊时辨为阳明腑实证，当以攻下为法，为何不用大承气汤，要等到三诊时才用呢？

**解答** 《伤寒论·辨阳明病脉证并治》云："阳明病，潮热，大便微鞕者，可与大承气汤；不鞕者，不可与之。若不大便六七日，恐有燥屎，欲知之法，少与小承气汤，汤入腹中，转矢气者，此有燥屎也，乃可攻之。若不转矢气者，此但初头鞭，后必溏，不可攻之，攻之必胀满不能食也。欲饮水者，与水则哕。"此患者初诊时为阳明腑实轻证，同时，患者老年，患病日久，正气已虚，故先投小承气汤一试，若不经此试而误以大承气汤攻之，则证轻药重，势必大伤中气，必致腹满而不能食。欲饮水者，亦必因胃中虚冷，与水则哕也。患者三诊时病情变化符合上述经文所描述的病程进展，辨为阳明腑实重证，故投大承气汤釜底抽薪，但其药力峻猛，应中病即止，以防伤及正气。患者五诊时，病情明显好转，可见用方得法，秉承"中病即止"的原则，立即撤去方中峻下之品，加入益气健脾祛湿之品以扶正。

# 头痛（4 则）

姓名：卢某　性别：男　年龄：76 岁　初诊：2019-09-04

患者 3 年前与家人争吵后出现头痛，局限于头之左侧，呈间断性搏动样胀痛，症状时轻时重，最长为 3～4 小时，自行口服"牛黄解毒片"等药治疗，效果欠佳。经人介绍来就诊，症见：左侧头部搏动样胀痛，伴有左侧前额、眼眶胀痛，疼痛时间不固定，纳可，口苦、口干，夜寐欠安，易醒，醒后难以再次入睡，二便尚可。舌质红，苔薄白，脉弦细。

证属肝肾阴虚，虚风上扰。治宜滋肾养阴，平肝息风。

| | | | |
|---|---|---|---|
| 桑叶 10g | 菊　花 10g | 枸杞子 10g | 杜仲 10g |
| 续断 10g | 牛　膝 10g | 生地黄 15g | 钩藤 10g |
| 天麻 10g | 决明子 30g | | **7 剂** |

二诊（2019-09-11）：自诉服药后左侧头部似有蚁行感，搏动样疼痛程度大减，左侧眼眶胀痛稍有缓解，疼痛发作时间减短，次数减少，食纳可，仍有口苦、口干，睡眠较前转佳，睡后仍易醒，睡眠浅，二便正常。舌质红，苔薄白干涩，脉弦细。继服原方14剂。

**医案分析**　该患者为老年人，长期患偏头痛，反复发作，经久不愈，肝肾素亏，肾精肝血不能濡养筋脉，筋脉拘急不舒，故偏侧头痛；加之久病，因虚致实，阳亢化风，风阳上行头面，扰动经脉，经脉失养不能自主，故而弛张妄动，头痛反复发作。结合舌脉，肝肾阴虚为本，肝风上扰、筋脉拘急为发病之标。

**问题**　如何根据头痛部位进行辨证？

**解答**　头为诸阳之会，手足三阳经脉均循行头面，厥阴经亦上会于颠顶。"经脉者，所以行血气而营阴阳，濡筋骨，利关节者也。"风、火、痰、瘀，滞于经脉，经气不利；或气血虚弱，经脉失于充养，均可出现循经头痛。由于受邪经络的不同，头痛的部位亦异。根据头痛的部位，定所属的经络、脏腑。头痛在后头部，一般属太阳经头痛，若兼发热恶寒者，则是太阳经头痛无疑。头痛在两侧，一般多属少阳经头痛，若兼寒热往来者，则少阳经头痛可定。头痛在前额，一般多属阳明经头痛，若兼发热口渴者，则阳明经头痛自明。

姓名：翁某　性别：女　年龄：40 岁　初诊：2019-11-06

患者于 20 年前无明显诱因出现头痛，初时较轻，时发时止，每发片刻即止，后发作日渐频繁，每次发作时间亦久。近 3 个月来疼痛甚剧，痛如锥刺，少有宁日，伴有头昏、肢麻、记忆力减退等症。经西药治疗，症状稍缓解。3 个月前疼痛加重，西药治疗头痛不见好转而来诊。现症见：前额疼痛甚剧，痛如锥刺，表情痛苦，面色、口唇晦暗，肢体麻木，头昏健忘，手心热，夜寐不安，纳食无味，舌质紫暗，舌体有瘀斑，舌苔薄白，脉弦细涩。

证属瘀血头痛。治以活血化瘀，通窍止痛。

| 桃仁 10g | 红 花 6g | 当 归 10g | 川 芎 10g | |
|---|---|---|---|---|
| 赤芍 10g | 生地黄 15g | 全 蝎 3g | 醋延胡索 10g | |
| 三七 5g | 银柴胡 10g | 地骨皮 10g | 牡 丹 皮 10g | **7 剂** |

二诊（2019-12-04）：患者服药后仍有头痛，天气炎热则加重。血压偏高，纳眠可，二便调。舌脉同前。上方去银柴胡、地骨皮、牡丹皮，加夏枯草 30g、葛根 30g、天麻 10g，改全蝎 6g。10 剂。

1 年后，患者因他病就诊。询问其头痛是否缓解，回答缓解明显，因工作原因未再复诊。

**医案分析**　本案既无明显痰浊或肝火，又无明显气血亏虚；而以痛居一处，痛如锥刺，舌有瘀斑为特征，辨证属瘀血头痛。治疗以活血化瘀，通窍止痛为主。二诊时加入夏枯草、天麻清热平肝息风，并且加重全蝎的用量以搜风通络止痛。

**问题**　头痛的性质对于辨证用药有何指导作用？

**解答** 头部胀满欲裂为胀痛；头部昏蒙沉重为重痛；头痛剧烈，犹如刀劈，难以忍受为剧痛；头痛时作时止为阵发痛；头痛部位固定，痛如锥刺为刺痛；头痛时隐时现，绵绵不休为隐痛；头痛灼热，喜冷恶热为灼痛；头痛部位游走不定为窜痛；头痛伴有筋脉紧缩为拘急痛；头痛伴有冷感，遇温则痛缓，遇寒则痛甚为冷痛。

头痛性质与病因病机具有关联性，临证时根据头痛性质辨证头痛分型，判定兼杂邪气，指导立法。头部重痛伴呕逆、胸闷者，多为痰湿；头部刺痛位置固定，多为瘀血；头部有冷感而刺痛不已，多为寒厥；头部可见掣痛、跳痛、胀痛等，且多有烧灼感，可伴目赤、口苦，多为阳亢、火热作祟；头部隐痛绵绵，伴疲乏头晕者，多为虚痛。

## 医案三

姓名：王某　性别：男　年龄：80岁　初诊：2019-12-10

左侧头痛麻木10余年，痛如锥刺，舌边紫暗，舌苔薄白，脉沉涩。

证属血瘀，治以活血化瘀、通窍止痛。

| | | | |
|---|---|---|---|
| 炙黄芪30g | 赤 芍10g | 川芎10g | 当归10g |
| 地 龙10g | 天 麻10g | 丹参10g | 桃仁10g |
| 红 花6g | 山楂炭9g | 全蝎3g | **7剂** |

二诊（2019-12-17）：头痛麻木缓解，疼痛程度减轻，舌边紫暗、苔薄白，脉沉涩。续予上方7剂。

**医案分析** 本案头痛10余载，痛如锥刺，舌边紫暗，脉沉涩，显为瘀血之征，故选用补阳还五汤加减。药以黄芪益气，赤

芍、当归、桃仁、川芎、地龙、丹参、红花活血祛瘀通络，全蝎搜
风通络。通经活络、活血化瘀是治疗头痛的一个重要法则。应用本
方时，可加适量黄酒，取其温通经络之力。

**问题** 请柯老师讲一下虫类药物的应用吧。

**解答** 顽固性头痛的特点之一便是病程较长，且反复发作。
临床很多医家治疗初期显效，但是随着病程的延长，头痛发作次
数、头痛程度也随之增加。头痛初期，尚可用草木类药物加以调
理，但病久则血伤入络，凝痰败瘀，混处络中，瘤结难解，非草木
类药物之攻逐可以获效。汉代张仲景首创了虫类搜风剔络法，用虫
类药物搜剔络中瘤结之痰瘀。盖虫蚁之类，无血者走气，有血者走
血，飞者升，走者降，灵动迅速，使血无凝滞，气可宣通，从而根
松透邪。

《黄帝内经》言："经脉者，所以能决死生，处百病，调虚实，
不可不通。"虫类药一般用于病程较长、反复发作等络脉瘀滞较重
的顽固性疾病。全蝎性善走窜，搜风通络止痛之力强。现代药理学
研究结果表明，全蝎具有抗癫痫、抗凝、抗血栓等作用，单味药研
末吞服即有治疗偏头痛之效，为治疗顽固性头痛之要药。

### 医案四

姓名：辛某　性别：女　年龄：41 岁　初诊：2019-09-16

患者近 3 年来经前 2 天至经期出现头痛、乏力症状，近半年头
痛明显加重，特别是前额及头顶疼痛发作不能忍耐，无法正常工
作。患者自诉月经前 2 天情绪异常焦虑急躁、常常抱头哭泣。询问
月经期、量、色、质均无异常，经前无腰酸，乳房微胀痛，经期无
腹痛。之前该患者曾口服西药止痛片治疗，症状略有减轻，停药后
症状反复。近半年来，口服止痛片已无效。睡眠差，脱发明显，大

便不爽，排泄无力。舌淡有齿痕，脉弦细。

证属气血不足，治宜益气养血。

| 百　合 10g | 远　志 6g | 酸枣仁 15g | 合欢皮 15g |
| 木　香 6g | 六神曲 10g | 法半夏 10g | 石菖蒲 5g |
| 生地黄 15g | 茯　神 10g | 川　芎 10g | 全　蝎 3g |
| 当　归 10g | 炙黄芪 30g | | **7 剂** |

二诊（2019-09-23）：患者诉服药期间月经至，量、色正常，头痛较前缓解，睡眠改善。原方去石菖蒲。10 剂。

**医案分析**　气血不足，不能荣养清窍，故经前头痛。肝藏血，血虚不能养肝，故情志不舒，焦虑急躁。发为血之余，血虚则脱发。以四物汤合百合地黄汤加减，在补养气血的基础上加入全蝎搜风通络止痛。

**问题**　请问头痛的病因有何？

**解答**　中医认为，头痛病因不外外感与内伤两类。外感头痛多因六淫邪气上犯清空，壅滞经络，脉络不通，发为头痛。头居于人体最高位，正如《素问·太阴阳明论》所言："伤于风者，上先受之。"且风为百病之始，外感头痛多以风邪为主，其他邪气多依附于风而侵犯人体，如风湿、风热、风寒等之类。若风邪夹湿邪，阻遏阳气，蒙蔽清窍，发为头痛；若风邪夹热，风热上扰高颠，清阳之气受阻，可致头痛；若风夹寒邪，凝滞经脉，络脉不通，不通则痛。内伤头痛多因痰浊、瘀血阻滞脉络，或肝阴不足，肝阳上亢，或肾精亏损，髓海空虚，或气血亏虚，清空失养，均可导致头痛发作。若痰浊内生，阻滞气机，浊阴不降，清阳不升，发为头痛；瘀血阻络，脉络滞涩，不通则痛；肝阴不足，肝阳上亢，上扰头窍，而致头痛；肾主骨生髓，脑为髓海，清窍有赖于髓海充养，若肾精不足，髓海失养，而致头痛；气血亏虚，清阳不升，头窍失养，亦可导致头痛。外感头痛多属表属实，内伤头痛有虚、实或虚实夹杂。

# 胁痛（10 则）

姓名：项某　性别：男　年龄：56 岁　初诊：2019-08-26

右胁疼痛间断发作 2 年，加重 1 周。患者肝硬化病史，2 年前无明显诱因出现右胁不适，经中西药治疗后胁痛有所好转，近 1 周因情绪原因致胁痛发作，遂来诊。现症见右胁疼痛，伴胃脘部胀满不适、纳少、嗳气、乏力、油腻饮食后胀满加重，精神不振，形体消瘦，面色晦暗。舌质暗红，舌苔黄腻，脉弦细。

证属肝胃不和。治宜清利肝胆，理气和胃。

| | | | |
|---|---|---|---|
| 北柴胡 10g | 郁　金 10g | 石见穿 10g | 预知子 10g |
| 垂盆草 30g | 山　药 30g | 虎　杖 30g | 绞股蓝 20g |
| 茯　苓 15g | 茵　陈 30g | 栀　子 10g | 薏苡仁 30g |
| 苍　术 10g | 矮地茶 30g | | **14 剂** |

二诊（2019-09-11）：患者右胁疼痛、胃脘胀满减轻，纳食增加，嗳气消失，仍感乏力。舌质暗红，舌苔黄腻，脉弦细。效不更方，

继服上方 14 剂。

三至七诊（2019-09-25—2020-01-08）：患者以上方加减，服药数月，精神好，右胁疼痛、胃脘胀满消失，纳食尚可，二便正常，稍感乏力，余无不适。

医案分析　本案患者有慢性迁延性乙型病毒性肝炎病史，因为肝病多郁，肝失疏泄，气血郁滞，不通则痛，症见胁痛；木郁乘土，脾胃受纳运化功能失调，胃不降浊，失于受纳，症见胃脘胀满、纳少、嗳气。油腻之品，易困遏脾胃，故饮食油腻则胃胀加重；患者精神不振、形体消瘦、面色晦暗，为脾虚失运，气血生化无源所致，且患者久病，气血必然耗伤。患者肝脾同病，故应肝脾同治。方中柴胡、郁金为君药。柴胡苦、辛，微寒，归肝、胆经，性善条达肝气，有疏肝解郁的功效。郁金辛、苦，寒，归肝、胆、心经，具有行气止痛、利胆退黄的作用。此方以柴胡、郁金为君药，取其疏肝解郁、行气利胆之功效。矮地茶、垂盆草、虎杖、茵陈、石见穿为臣药。矮地茶苦、辛，平，归肺、肝经，取其清热利湿之功，临床上常用来治疗急性肝炎、慢性肝炎、黄疸等。垂盆草甘、淡、微酸，微寒，归心、肝、胆经，具有利湿退黄、清热解毒功效。虎杖微苦，微寒，归肝、胆、肺经，具有利湿退黄、清热解毒功效。茵陈性微寒，味辛、苦，清湿热，退黄疸。石见穿味辛苦，性微寒，归肝、脾经，有活血化瘀、清热利湿功效。诸药共用，共奏清热利湿退黄之功效。配以苍术、薏苡仁、茯苓、山药、预知子、栀子、绞股蓝为佐药。苍术辛、苦，温，归脾、胃、肝经，燥湿健脾，常用于治疗湿阻中焦证。薏苡仁甘、淡、凉，归脾、胃、肺经，具有健脾渗湿、利水消肿的作用。茯苓、山药健脾利水渗湿。预知子苦寒，归肝、胆经，具有疏肝理气、活血止痛散结的功效。栀子苦寒，归心、肺、三焦经，泻火除烦，清热利尿，凉血解毒。绞股蓝味苦、微甘，性凉，归肺、脾、肾经，有清热、补虚、解毒之功效。

**问题** 此方是柯老师的经验方之一，临床上当如何加减？

**解答** 若胁痛甚者，加醋延胡索、川楝子，加强行气止痛之功；若大便不通，下腹胀痛，加大黄，泻热通便；若恶心呃逆明显，加陈皮、竹茹、法半夏，和胃降逆；若湿热煎熬，结成砂石，阻滞胆道，加金钱草、海金沙、鸡内金；若日久化瘀，胁痛有块者，加赤芍、川芎，活血化瘀止痛；若饮食不节，过食肥甘，损伤脾胃，形体肥胖，湿热内生，郁于肝胆，肝胆失于疏泄，胁痛隐隐者，加山楂、决明子。

姓名：丁某　性别：女　年龄：49 岁　初诊：2019-10-16

右胁痛反复 7 年余。20 年前患过肝病。工作压力较大，常熬夜，反复出现右胁痛，且肝功能指标偏高。近来劳累或出差则症状明显加重。症见右胁胀痛，胃部不适，神疲乏力，腰酸，便软，尿黄。舌红苔黄腻，脉弦。

证属肝脾不和，湿热内蕴。治宜调和肝脾，清热利湿。

| | | | |
|---|---|---|---|
| 北柴胡 10g | 郁　金 10g | 虎　　杖 30g | 矮地茶 30g |
| 垂盆草 30g | 预知子 10g | 麸炒苍术 10g | 茯　苓 15g |
| 醋延胡索 10g | 陈　皮 6g | 醋香附 10g | **10 剂** |

二诊（2019-10-28）：药后胁痛、口渴均减，但时有晨起右胁不适，下腹部胀痛，反酸。上方去苍术，加海螵蛸 10g、浙贝母 10g。10 剂。

三诊（2019-11-11）：药后胁痛大减，乏力、反酸好转，近日痔疮脱出。上方加太子参15g、生黄芪30g。10剂。

**医案分析** 患者常熬夜，影响肝藏血之功能，失于疏泄，出现胁痛。肝郁日久化火，脾失健运，湿邪内生，湿与火结，湿热内蕴，故胃部不适、大便软、尿黄。本案胁痛缠绵数年，发展为虚实夹杂之证，治宜扶正祛邪，消补兼施。同时，祛邪亦求缓攻，用药宜平和，兼顾脾胃，注重三焦之气的调畅，以达到邪去正复之目的。

**问题** 柯老师，二诊中加入浙贝母、海螵蛸是何用意？

**解答** 浙贝母（象贝母）、海螵蛸取自于乌贝散，乃民间验方。方中海螵蛸制酸止痛，浙贝母清热散结，可用于因肝胃不和所致的泛吐酸水、胃脘疼痛等症。《本草正义》云："象贝母味苦而性寒，然含有辛散之气，故能除热、能泄降，又能散结。……清喉咽……疗痰嗽。"浙贝母"降痰气"而无伤脾胃之苦。对于烧心、反酸，舌红，苔黄腻者，常用浙贝母配伍海螵蛸等清胃制酸药物，以加强泻胃火、止胃酸的作用。

姓名：戴某　性别：男　年龄：42岁　初诊：2019-12-24

胁痛反复发作6年。数年前患过乙型肝炎，现为乙肝病毒携带者。平素因工作原因常出差，应酬难免，饮酒或劳累后胁痛明显加重，平素易感冒，咳嗽，咽痛，反复口疮，牙龈溃疡，尿黄便软，痔疮，下肢凉，寐差，耳鸣，体胖。B超示脂肪肝。舌红苔黄，脉沉弦。

证属湿热内蕴。治宜清热利湿。

| 虎　杖 30g | 矮地茶 30g | 垂盆草 30g | 绞股蓝 20g |
| 山　楂 10g | 茯　苓 15g | 温山药 30g | 苍　术 10g |
| 薏苡仁 30g | 荷　叶 10g | 陈　皮 6g | 北柴胡 10g |
| 郁　金 10g | | | **10 剂** |

二诊（2020-01-08）：药后复诊，诸症大减。原方再进 14 剂。

**医案分析**　本案患者慢性肝炎日久，湿热弥漫三焦，可影响脾、胆、肺、肾等多脏腑。本案患者除胁痛、耳鸣（下焦病变）外，还有易感冒、咳嗽、咽痛、口疮（上焦病变）、尿黄、便软、痔疮（中下焦病变）和寐差等表现。但病机的重点还是肝脾，故治疗用柴胡疏肝解郁，郁金活血，虎杖、矮地茶、垂盆草、绞股蓝清热化湿解毒，茯苓、温山药、苍术、薏苡仁、荷叶、陈皮健脾理气利湿，而山楂既可化浊气又有活血之功效。

**问题**　柯老师治疗肝炎多注重清热化湿药物的运用，请您讲一讲肝炎的病因病机。

**解答**　肝炎的发生多因正气亏虚，毒邪乘虚而入，肝脾失调所致。对于病因的认识有正虚毒侵、湿热、痰瘀、肝郁脾虚、肝肾阴虚等等因素。湿热是急性肝炎和慢性肝病急性发作时的主要病因，且贯穿疾病发生发展的始终。《素问·六元正纪大论》所载"湿热相薄……民病黄瘅"，论述了湿热之邪相互搏结损伤人体从而形成黄疸的病机。现代著名温病学家孔伯华先生认为"湿之与热，一为阴邪，一为阳邪，二者相合，形成湿热而胶滞，黏腻淹留，稽滞不去。蕴热缠绵，因而造成病情反复，病程延长，变化多端"，并提出"热者清之，湿者化之"的治则。现今之人，多酒食不节，损伤脾胃，湿浊内生，郁而化热；或情志郁结，气机郁滞，日久则化热生湿，熏蒸肝胆。肝炎急性期湿热邪毒内盛，肝失疏泄，脾胃升降失司。根据湿热所占比例不同，临床表现或湿重于热、或热重于湿、或湿热并重。慢性肝炎初期或无症状，或仅表现为肝区隐痛、纳呆、倦怠乏力等，然而口干口苦、小便黄赤、大便溏或黏腻不爽等湿热证候在急、慢性肝炎的各病程发展阶段，皆不同程度地普遍存在。

## 医案四

姓名：洪某　性别：男　年龄：56岁　初诊：2019-12-02

患者乙肝病史10余年，2年前发现肝硬化，不定期复查肝功能提示正常。近1年工作劳累，肝功能异常，间断至门诊行保肝治疗。5个月前，患者过度劳累后出现乏力、右胁部胀闷不适，门诊予口服恩替卡韦抗病毒治疗至今，乏力、右胁部胀闷未见明显改善。现症见乏力，右胁肋部胀闷，口干、口苦，纳呆，夜寐不佳，小便黄，大便尚调。舌质红，苔黄腻，脉弦滑。

证属湿热蕴结，气滞血瘀。治宜清热利湿，活血理气。

| | | | |
|---|---|---|---|
| 虎　　杖 30g | 矮地茶 30g | 垂盆草 30g | 柴　　胡 10g |
| 郁　　金 10g | 薏苡仁 30g | 苍　　术 10g | 石见穿 10g |
| 制延胡索 10g | 制川楝子 10g | 当　　归 10g | 川　　芎 10g　　**10剂** |

二诊（2019-12-12）：患者乏力、右胁肋胀闷、口苦等症状缓解，睡眠改善；舌质略红、隐见齿痕，舌苔薄黄微腻，脉弦滑。原方继进。14剂。

医案分析　本案患者发现乙肝10余年，既往肝功能正常，过度劳累后出现肝功能异常，此即伏邪致病。肝主筋，乙型肝炎病毒侵袭肝脏，故见乏力；湿热郁结少阳，枢机不利，肝胆经气失于疏泄，故见口苦；湿热之邪阻遏气机，津不上承，故见口干；热扰心神，故见寐差；湿阻中焦，脾失健运，故见纳呆；舌质红苔黄腻，脉弦滑，均为湿热内蕴之征象。治当清热利湿、疏利肝胆。

**问题** 请问肝炎肝硬化的病机是何？

**解答** 慢性乙肝的基本病机为湿热及肝郁，病情由实到虚，虚实夹杂，迁延日久，导致肝纤维化、肝硬化的发生。乙肝病毒为嗜肝病毒，藏舍于营血之间，侵扰肝脏而致病。正如《温疫论》所载："某气专入某脏腑其经络，专发为某病。"肝喜条达，易郁为肝之病理特点。"郁"又分为气郁、热郁及湿郁，由于病程迁延、病情反复，渐化火、熬痰、结瘀，若进一步发展，或失治误治，还可出现一系列并发症。

疫毒伏邪留于肝，导致肝脏疏泄失职，呈现气机郁结和湿热积滞两种病机演变，二者互为因果，一方面气机郁结导致湿热积滞，另一方面湿热阻遏气机加重气机郁滞。临证之时，湿热积滞为主者，应以清热利湿为主，兼顾调畅气机。气机郁结为主者，应以疏肝行气为主，兼顾清热利湿。本病提倡及早施治，祛除湿热、兼顾行气能有效改善疾病预后。

姓名：王某　性别：女　年龄：57 岁　初诊：2019-12-04

患者慢性肝炎，右胁及胃脘发胀，嗳气后稍觉舒适，足心热，伴潮热，口干咽燥，饮食日渐减少。间断服中药数年，功效不显，索视其方，用药皆香燥理气为主。舌红少苔，脉弦细。

证属阴虚内热，治宜养阴清热。

银柴胡 10g　　胡黄连 3g　　地骨皮 10g　　知　母 10g

绞股蓝 20g　　牡丹皮 10g　　茯　苓 15g　　醋鳖甲 20g（先煎）

虎　杖 30g　　温山药 30g　　陈　皮 6g　　　　　**7 剂**

此方加减进退，服至 40 余剂，胃开能食，右胁及胃脘发胀皆除，足心热大减，面色转红润，逐渐康复。

**医案分析**　综观本案脉证，其胁痛、胃脘胀为阴虚内热所致。治当滋阴柔肝健脾。以青蒿鳖甲汤加减，方中银柴胡、胡黄连、地骨皮、醋鳖甲、牡丹皮、知母养阴清热，茯苓、山药、陈皮健脾理气，绞股蓝、虎杖清热化湿。

**问题**　为何患者之前服药数年而疗效不显？

**解答**　服药数年不为不多，然无效者，此阴虚兼有肝胃不和之证。何以知之？舌红少苔，脉又弦细，口咽又干，阴虚乏液昭然若揭。中医的精髓在于辨证论治，有是证用是方，不可拘泥于常法；治疗肝病一律采用清热化湿的方法，而对于阴虚之象视而不见，这是犯了胶柱鼓瑟的毛病啊。

## 医案六

姓名：谢某　性别：女　年龄：43 岁　初诊：2019-12-24

患者 7 年前无明显诱因出现右上腹疼痛，无明显加重或缓解因素。现症见：右上腹疼痛，偶有恶心呕吐，时有口苦，无腹部胀满感，症状持续至今，纳眠一般，舌红，苔黄厚腻，脉弦细。于当地三甲医院诊断为乙型肝炎后肝硬化。

证属肝郁血瘀。治宜疏肝解郁，活血化瘀。

| | | | |
|---|---|---|---|
| 丹　参20g | 当　归10g | 川　芎10g | 赤　　芍10g |
| 茜　草10g | 北柴胡10g | 郁　金10g | 醋延胡索10g |
| 炙甘草3g | 预知子10g | 石见穿10g | 陈　　皮6g |
| 太子参15 | 生牡蛎30g（先煎） | | **10剂** |

后以上方为基础，随证加减，服用2个月余，诸症减轻。

**医案分析**　患者处于肝硬化早中期状态，病邪偏盛，但因病程日久，正气亦有虚损，故治法以疏肝解郁、活血化瘀为主，兼以柔肝养血、健运脾胃。方中以柴胡、醋延胡索、川芎、预知子疏肝解郁理气，当归、丹参、赤芍、郁金活血化瘀，石见穿清热利湿，牡蛎咸寒可软坚散结，太子参、陈皮顾护脾胃。

**问题**　柯老师，活血化瘀为肝硬化治疗的常用治疗方法之一，请您讲一下活血药物的使用。

**解答**　瘀血阻络为肝硬化的主要病机之一。张志聪《医学要诀》曰："血之所积，名积。"唐容川《血证论·瘀血》曰："瘀血在经络脏腑之间，则结为癥瘕。"王清任《医林改错》进一步指出："无论何处，皆有气血……结块者必有形之血也。血受寒则凝结成块，血受热则煎熬成块。"《医宗必读·积聚》述："盖积之为义，日积月累，匪朝伊夕。"说明瘀血在内久不消散，日久而成积。瘀血在肝纤维化发病过程中起着重要作用，瘀血阻络是肝硬化病机基础之一。常用的活血药物有当归、赤芍、丹参。当归为补血之要药，可活血补血，调经止痛，又有消肿止痛、排脓生肌的功效。赤芍归肝经，清热凉血，祛瘀止痛，《神农本草经》言其"主邪气腹痛，除血痹，破坚积，寒热，疝瘕，止痛"。两者相配伍，可通过降低门静脉阻力和减少血管内液体的外渗，从而改善肝硬化门静脉高压性腹水。丹参归心、肝经，活血祛瘀、凉血消痈，《名医别录》载其"养血，去心腹痼疾结气"。丹参能抑制和减轻肝细胞损害，促进肝细胞再生及恢复肝功能，抗肝纤维化，改善肝脏血液循环。3 种药物均入肝经，可奏柔肝养血活血之功。

## 医案七

姓名：许某　性别：男　年龄：48 岁　初诊：2020-01-08

患者胁肋胀痛数月，既往乙型肝炎、肝硬化，脾大，血小板减少。现症见：胁肋胀痛，胃脘痞闷，食后则甚，舌偏红苔黄厚，脉弦细。

证属脾虚肝旺，瘀血阻滞。治宜疏肝健脾，理气止痛。

| 茵　陈 30g | 虎　杖 30g | 焦栀子 10g | 醋鳖甲 20g（先煎） |
| 北柴胡 10g | 郁　金 10g | 茜草炭 10g | 生牡蛎 30g（先煎） |
| 丹　参 15g | 矮地茶 30g | 花生衣 10g | 赤小豆 30g　　**7 剂** |

二诊（2020-01-15）：患者胁肋胀痛减轻，仍感胃脘痞闷，进食后加重。舌偏红苔黄，脉弦细。上方去赤小豆，加苍术 10g、薏苡仁 30g。7 剂。

三诊（2020-01-22）：患者胁肋胀痛已不明显，胃脘痞闷大减，舌偏红苔黄减轻，脉弦细。原方继进。14 剂。

**医案分析**　该患者患乙型肝炎多年，反复发作，最终发展为肝硬化，属本虚标实之证。治疗上应该根据不同的证候辨证论治。本例患者现阶段属虚实错杂，慢性肝炎迁延日久，脾气亏虚，久及肝肾，木旺克土，三脏功能失调，乃至气滞血瘀停于腹中，治疗上应标本兼治。

**问题** 请问柯老师，此处为何要用花生衣？

**解答** 花生衣甘、微苦、涩，平，有止血、散瘀的功效，对于血友病、类血友病、原发性及继发性血小板减少症，有一定疗效。患者肝硬化脾大，血小板减少，故用花生衣升血小板。

**问题** 患者血小板减少，有出血倾向，为何方中还要用活血药物？

**解答** 瘀血阻络是肝炎肝硬化的重要病机，血小板减少是标，是继发症状，血瘀才是本，因此，治疗上应使用丹参、郁金这类活血化瘀的药物，同时使用茜草炭这类活血止血的药物，配伍应用，更为稳妥。

## 医案八

姓名：赵某　性别：女　年龄：68 岁　初诊：2019-12-30

患者乙型病毒性肝炎 10 年，反复右胁疼痛 2 个月，曾在某医院诊断为"肝硬化"，住院经保肝、抗炎等治疗（具体用药不详），临床症状和生化指标好转后出院。出院后在家服药和休息，但右胁疼痛反复发作。现症：右胁隐痛，疲倦，四肢酸软，纳寐尚可，二便自调，舌质红苔厚，脉沉细。

证属肝胆湿热，脾胃虚弱。治拟清热化湿，疏肝健脾。

---

虎杖 30g　矮地茶 30g　垂盆草 30g　醋鳖甲 20g（先煎）

郁金 10g　茯　苓 15g　预知子 10g　生牡蛎 30g（先煎）

陈皮 6g　山楂炭 10g　法半夏 10g　北柴胡 10g　　**7 剂**

---

二诊（2020-01-07）：患者右胁偶有刺痛，放射至右腰部，其余症状好转，舌红苔薄黄，脉沉细。原方继进。14 剂。

**医案分析** 湿热入侵，阻遏气机，肝气郁结，病久入络，导致肝血瘀阻，右胁隐痛。肝病传脾，可致肝郁脾虚，脾主运化，为气血生化之源，脾虚失运，故身体疲倦、四肢酸软。治以柴胡、郁金、预知子疏肝解郁，理气活血；虎杖、矮地茶、垂盆草清热化湿；牡蛎、鳖甲软坚散结；半夏、茯苓、陈皮、山楂炭健脾和胃。

**问题** 肝硬化的调护应注意哪些方面？

**解答** 肝硬化患者舌质多红，苔多黄垢，脉沉取多弦滑有力，可见其临床表现以湿热为重。同时，胃肠功能多不良，每易导致积滞内停，因而此时给予高蛋白，并增加热量，如进食鸡、鸭肉等，其性滋腻难化，一则肝硬化患者肝功能不佳，每易超过其限度，造成消化吸收不良，二则肝硬化患者其病机多以湿热为主，这类食物的摄入，无疑会加重湿热，因此应以清淡饮食为主，素食为佳，少吃肥甘厚味，以能消化吸收为原则。同时，忌吃葱、姜、蒜、辣椒、芫荽、茴香、韭菜等辛香辣味食物。还要鼓励患者加强锻炼，促进周身血液循环及胃肠蠕动，有利于肝功能的恢复。

**医案九**

姓名：陈某　性别：男　年龄：61 岁　初诊：2019-08-26

患者 1 年前无明显诱因出现双下肢水肿，于当地医院诊断为肝硬化，此后症状时轻时重，反复发作。现症见：双下肢水肿，神疲乏力，右胁疼痛，腰膝酸软，视物模糊，口干，胃纳稍差，大便色黄稍干，1～2 日 1 行，尿色黄、尿量正常。舌暗红苔薄黄腻，脉细。B 超示肝硬化，脾大。

证属气阴两虚，湿热犯肝。治宜益气养阴，健脾利湿。

生黄芪 30g　　当　归 10g　　麸炒白芍 10g　　麸炒白术 10g

大腹皮 10g　　赤小豆 30g　　陈　　皮 6g　　茯 苓 皮 10g

地骷髅 30g　　川　芎 10g　　半 边 莲 30g　　木　　香 6g　　**10剂**

此后3个月基本以此方加减，水肿大减，乏力改善，口干减轻。

**医案分析**　本案患者辨证属气阴两虚，兼湿热犯肝。气虚则见乏力、腰酸腿软，阴虚无以濡养双目则视物模糊，津液上承不足则口干，肠道不濡则便干。脾虚运化不利，则双下肢水肿。肝病日久入络，血行瘀滞，阻于胁下，则见肝硬化、脾大。方中黄芪甘温益气，《名医别录》载其"补丈夫虚损，五劳羸瘦……益气"；茯苓皮、大腹皮、地骷髅、白术、赤小豆有利水之功效。肝体阴而用阳，故用当归、白芍养肝血，防止利水太过，损伤阴津。

**问题**　此方扶正药物较多，不若常法用清热化湿的药物较多，为何？

**解答**　肝硬化总的病机可概括为正虚邪恋，邪指的是湿热、痰饮、瘀血等，虚以气虚、阴虚多见，具体到脏腑以肝脾病变为主。临证之时，当详辨虚实比例，是以虚为主还是以实为主，根据病情确定扶正和祛邪药物的比例。此案患者以正虚为主，故健脾益气药物较多。程钟龄在《医学心悟·积聚》中亦强调："虚人患积者，必先补其虚，理其脾，增其饮食，然后用药攻其积，斯为善治，此先补后攻之法也。"可见肝硬化补虚扶正的重要性。此时虚主要以脾虚为主，同时也是脏腑亏虚的基础。补气健脾，培补后天，使气血化生有源，水谷精微得以运化，为祛邪提供物质基础。故在遣方用药上多选择黄芪、白术等药物，"见肝之病，知肝传脾，当先实脾"。实脾在临床治疗中具有重要意义，只有培土开源，顾护后天，才能祛邪外出，预防传变。在临床治疗中，患者往往症状多变，在扶正的过程中应抓住此时的虚处于气血阴阳哪一环节，才能做到有的放矢，对症治疗。不可一见肝病就一律采用清热化湿的方法，损伤正气。

姓名：范某　性别：女　年龄：47 岁　初诊：2019-09-27

患者 5 年前体检时发现乙肝表面抗原阳性，HBV-DNA 阳性，肝功能异常，先后在当地医院进行干扰素治疗及抗病毒治疗。因治疗效果不佳，患者自行终止抗病毒药物治疗，停药后 HBV-DNA 仍阳性，且肝功能反复出现异常，近 3 个月来倦怠乏力等症状进一步加重，遂寻求中医治疗。现症见：神情焦躁，诉倦怠乏力明显，潮热多汗，肝区时有闷胀疼痛，颜面部多发痤疮，皮肤黏膜及目珠无黄染，纳呆，眠可，大便溏、黏腻不爽，舌红苔黄，脉滑。

证属湿热内蕴，治宜清热利湿。

| 柴　胡 10g | 郁　金 10g | 虎　杖 30g | 矮地茶 30g |
| 垂盆草 30g | 延胡索 10g | 当　归 10g | 川　芎 10g |
| 赤　芍 10g | 丹　参 10g | 预知子 10g | 生牡蛎 30g（先煎） |
| 山楂炭 10g | 鳖　甲 20g（先煎） | | **7 剂** |

以上方为基础加减，服药 60 余剂，患者精神食欲较前明显好转，颜面部痤疮亦明显减少，肝区闷胀感消失。

**医案分析**　该病例初诊症见潮热多汗，面部多发痤疮，大便溏、黏腻不爽，舌红苔黄，脉滑，此皆为湿热内蕴之象。同时亦伴随情绪焦躁，神疲乏力，肝区闷胀不适，纳食不香等肝郁脾虚之表现。故辨湿热内蕴为主证，治疗上以清热利湿解毒为主。

**问题**　湿热是肝病的重要病机，请问治疗中如何把握清热和除湿的关系？

**解答**　湿热毒邪是肝炎致病的重要因素，湿热留滞是肝炎的重要病理表现，如舌苔黄腻、口苦尿黄、腹胀纳呆、大便溏而不爽等都是反复出现的中医证候，还有身热不扬、面目黄，以及浮肿、腹水等临床湿热之象，因而临床中清热除湿是治疗肝炎的重要方法。在清热利湿的治疗过程中，要分清楚谁轻谁重的问题，热邪偏重，可伴有胁痛、口苦口渴、心烦，舌红、舌苔黄腻、脉滑数或弦数；湿邪偏重，多身体沉重、倦怠嗜卧、面色黄暗、食欲不振、胃脘痞闷、大便溏烂，舌质淡，容易伴发黄疸。湿和热是一对矛盾，湿为阴邪，热为阳邪，湿要利，热邪应清应下。治疗应注意清热而不助湿，祛湿而不助热。

# 眩晕（5 则）

姓名：温某　性别：男　年龄：41 岁　初诊：2019-11-05

患者头晕目眩反复发作 2 年，活动后头晕加重，形体瘦弱，周身乏力，两目干涩，腰膝酸软，大小便尚可。舌略红少苔，脉沉虚细。

证属肝肾阴虚，清窍失养。治以滋培肝肾，育阴潜阳。

| 枸杞子 20g | 熟地黄 20g | 山 药 20g | 酒萸肉 10g |
| 茯 苓 15g | 泽 泻 10g | 炙黄芪 30g | 太子参 20g |
| 当 归 10g | 川 芎 10g | 桑椹子 20g | 砂 仁 3g |
| 陈 皮 6g | | | **10 剂** |

二诊（2019-11-15）：患者服药后眩晕减轻，体力增加。继服上方10剂，巩固疗效。

**医案分析**　本案患者肝肾亏损，脑髓失养，故眩晕持续而作，活动后加重。肾主骨，腰为肾之府，阴精不足，骨骼失养，故腰膝酸软、周身乏力。肝肾阴精不足，不能上荣于脑目，则眩晕目涩。《临证指南医案》曰："下虚者必从肝治，补肾滋肝，育阴潜阳，镇摄之治是也。"因此，采用枸杞子、熟地黄、酒萸肉、桑椹子养肝益肾为君，炙黄芪、太子参、茯苓、砂仁、陈皮健脾益气以生血气为辅，当归、川芎可活血通络为使。诸药合用，培本固元，以调气血阴阳，荣窍止眩晕。

**问题**　眩晕的病机可分为虚实两端，请问因"虚"致眩当如何辨证？

**解答**　因虚之眩晕，起病缓慢，持续发作，每多见于老人、虚人，或大病久病之后并发眩晕。对于虚证眩晕，古人认为有气虚、血虚、阳虚、阴虚、心虚、脾虚、肾虚、肝虚诸类。然临床所常见者，以脾虚和肾虚为多。脾虚眩晕主要在于生化乏源，气血不足。《证治汇补·上窍门·眩晕》说："脾为中州，升腾心肺之阳，堤防肾肝之阴。若劳役过度，汗多亡阳，元气下陷，清阳不升者，此眩晕出于中气不足也。"表现眩晕、欲呕、食少、神倦、面色㿠白，舌淡苔白，脉细或虚。治宜补脾益气养血。肾虚眩晕主要在于肾精亏损，以肾主藏精生髓，肾虚精亏则髓海不足，"脑转耳鸣，胫酸眩冒，目无所见"，症见眩晕、耳鸣、精神萎靡、腰膝酸软，甚则遗精、盗汗。治宜补肾填精。

姓名：周某　性别：女　年龄：49 岁　初诊：2019-07-15

患者 1 个月前无明显诱因出现头晕、头痛，后颈项部胀痛不适，伴恶心欲吐，时有加重伴视物旋转，走路欠稳。既往有高血压病史。现症见：阵发性头晕伴视物旋转，头痛，后颈项部胀痛不适，情志刺激或烦劳恼怒时常有胸胁疼痛，伴恶心欲吐，走路欠稳，纳食稍差，昏沉欲睡，夜梦多，二便尚可，舌偏红苔黄腻，脉弦滑。

证属肝风夹痰。治宜祛风化痰，疏肝健脾。

| | | | |
|---|---|---|---|
| 天　麻 10g | 法半夏 10g | 炒白术 10g | 茯　苓 15g |
| 葛　根 30g | 焦栀子 10g | 牡丹皮 10g | 火麻仁 10g |
| 夏枯草 30g | 北柴胡 10g | 郁　金 10g | **10 剂** |

二诊（2019-07-25）：患者服药后症状基本缓解，偶有恶心欲吐，活动无明显受限，无视物旋转，纳食可，夜梦多，舌淡红，腻苔已化，脉弦滑。继以原方 10 剂巩固疗效。

**医案分析**　初诊时，患者昏沉欲睡、舌苔黄厚，为痰浊内盛的表现。脾主运化水谷，若脾失健运，水谷不能化为精微，聚湿生痰，痰浊中阻，清阳不升，浊阴不降，蒙闭清窍，发为眩晕；情志刺激或烦劳恼怒时可加重，说明脾虚多由肝犯。治疗时除了遵循叶天士"治痰须健中，熄风可缓晕"之训，还要调畅肝气，使肝气条达，从根本上治疗导致脾虚的原因。治以半夏白术天麻汤化裁。方中半夏降逆止呕，白术燥湿利水，天麻息风止眩。再加柴胡疏肝解郁，郁金活血，牡丹皮、栀子、夏枯草清肝火。后颈项部胀痛不适，故以葛根解肌止痛。

**问题** 此案病情反复常与情绪相关，请问平时应如何调护？

**解答** 肝与人体情志变化关系密切。肝主疏泄，调畅情志，肝气郁结可导致情志不舒，情志异常亦可加重肝气郁结，二者互相影响。故应重视情志在治疗眩晕中的重要性，临床上应重视患者心理疏导，使患者情志舒畅，避免郁怒伤肝，气机逆乱，扰乱清空。起居方面，《黄帝内经》云："夜卧早起，广步于庭……此春气之应，养生之道也。"应劳逸结合，适当功能锻炼，助肝脏气机的升发有序。饮食方面，应避免过食辛辣刺激、肥甘厚腻之品，以免气机运行受阻。

## 医案三

姓名：蒋某　性别：女　年龄：62岁　初诊：2019-09-20

眩晕反复发作2个月，有时伴恶心呕吐，头面有拘紧感，夜寐多梦，舌淡红苔浊腻，脉弦。

证属痰热内阻，治宜清热化痰。

| 钩　藤 10g | 天麻 10g | 陈　皮 6g | 法半夏 10g |
| 茯　苓 15g | 甘草 3g | 石决明 30g | 杜　仲 20g |
| 枸杞子 15g | 牛膝 15g | 合欢皮 15g | **10 剂** |

二诊（2019-09-30）：患者眩晕好转，纳食欠佳，舌脉同前。上方加六神曲10g。10剂。

**医案分析** 本案患者头晕，头面有拘紧感，舌苔浊腻，为痰浊内阻之象。痰蒙清窍，则头晕目眩；痰蒙心神，则夜寐多梦。故以二陈汤加减化裁，加天麻、钩藤、石决明平肝息风。

**问题** 此案运用了化痰和平肝的治疗方法，请柯老师为我们讲一下相关的理论依据？

**解答** 张仲景认为，痰饮乃眩晕的重要致病因素之一，尝谓"目眩""冒眩""振振欲擗地"。《金匮要略》记载："心下有支饮，其人苦冒眩，泽泻汤主之。"张仲景极为重视痰饮在眩晕中的作用，首先开创"因痰致眩"学说，备受后世医家重视。朱丹溪亦在《丹溪心法》中提出"无痰则不作眩"。因风致眩源于《黄帝内经》。《素问·至真要大论》言"诸风掉眩，皆属于肝"，认为肝主风，风性动摇，风乃百病之长、眩晕发病之首，故有"无风不作眩"之说。隋代医家巢元方认为眩晕与风邪相关，指出气血亏虚，风邪易入脑而成眩。清代叶天士提出"眩晕者，非外来之邪，乃肝胆之风阳上冒耳"，认为因风致眩者，非外来之风，实为内风致眩。

姓名：尹某　性别：男　年龄：70 岁　初诊：2019-12-11

眩晕年余，手麻、以右手为甚，舌质红苔薄白，脉细。

证属气虚血瘀，治拟补气活血化瘀。

| 钩　藤 15g | 石决明 30g | 酒地龙 10g | 赤　芍 10g |
| 牡丹皮 10g | 茺蔚子 15g | 怀牛膝 15g | 三七片 5g |
| 山楂炭 10g | 丹　参 15g | 炙黄芪 20g | 苍　术 10g |
| 焦栀子 10g | | | **10 剂** |

二诊（2019-12-23）：症状无明显改善，舌脉同前。上方去苍术，炙黄芪改为 30g，加夏枯草 20g、天麻 10g。

服用 14 剂后，眩晕大减。

**医案分析** 虞抟的《医学正传》首创"血瘀致眩"之说，指出"外有因呕血而眩冒者，胸中有死血迷闭心窍而然，是宜行血清心自安"，认为风痰瘀相互作用共同导致眩晕发作。该患者眩晕，手麻、以右手为甚，脉细，辨证为气虚血瘀证，以补阳还五汤加减；二诊时加强了补气的力量，同时加眩晕之专药天麻，使患者气旺、瘀消、络通，则眩晕止，手麻减轻。

**问题** 此案为何选用补阳还五汤加减？

**解答** 补阳还五汤为清代医家王清任《医林改错》之方，为治疗气虚血瘀型中风后遗症而设，是益气活血的代表方。方中重用黄芪补益元气，意在使气旺则血行，瘀去而络通；当归尾活血通络而不伤血；赤芍、川芎、桃仁、红花协同当归尾以活血祛瘀；地龙通经活络，力专善走，周行全身，以行药力。该方特点：补气药与少量活血药相伍，补气而不壅滞，活血又不伤正，诸药合用，则气旺、瘀消、络通。补阳还五汤虽为气虚血瘀型中风而设，但它的方义是益气活血。慢性头晕患者存在着既虚又瘀的病理变化，虚可为气虚，又可为血虚，气血亏虚无以上荣清窍而发眩晕，气血虚又可导致瘀血的发生，瘀血不去，新血不生，又会加重缺血的发生，虚实错杂使头晕反复发作。二诊时疗效不显，是因为病重药轻，故加大了补气的力量。

姓名：包某　性别：女　年龄：69 岁　初诊：2019-12-11

头晕反复 3 年，加重半月。现症见：阵发眩晕，体位改变时易发，持续 10～30 分钟，口干，上腹部胀，睡眠欠安，每晚只能睡 4～5 小时，无耳鸣，无胸闷胸痛，大便偏干。舌质稍暗红苔黄，脉细弦。

证属肝肾阴虚，痰瘀阻络。治宜滋补肝肾，化痰通络。

| | | | |
|---|---|---|---|
| 熟 地 黄 15g | 温 山 药 30g | 蒸萸肉 10g | 当　　归 10g |
| 白　　芍 10g | 酒女贞子 30g | 墨旱莲 15g | 枸杞子 15g |
| 蒸五味子 5g | 法 半 夏 10g | 陈　皮 6g | 菖　蒲 3g |
| 砂　　仁 3g | | | **10 剂** |

**医案分析**　本案系老年患者，辨证为本虚标实。本虚表现为肝肾亏虚；标实为痰瘀阻络。治疗以滋养肝肾、化痰通络为法。选用熟地黄、蒸萸肉、女贞子、墨旱莲、枸杞子、五味子补肾，当归、白芍养肝，法半夏、陈皮化痰。

**问题**　老年人眩晕发作有何特点？

**解答**　本病好发于中老年人，临床表现为眩晕、头昏重，甚则旋转不定，并伴有腰膝酸软、站立行走不稳等。此为肝肾亏虚、风阳上扰之证。《黄帝内经》言"年四十，而阴气自半也"，故年高之人，肾阴自亏，抑或熬夜、过劳等不良生活方式常致肝肾阴精亏虚。肾藏精，肝藏血，精血互生，水亏则不能涵养肝木。肝乃将军之官，体阴而用阳，其性主升主动，肝木失滋，则阳亢化风，风阳上旋而见头晕眩冒之症。本病患者常伴高血压病史，临床多表现为肝阳偏旺之象，若加之情绪急躁易怒，阳亢化火，日久竭耗肝阴，子盗母气，故见肝肾阴亏于下、肝阳偏亢于上之"上实下虚"之证。

# 乳腺结节（1则）

姓名：王某　性别：女　年龄：28岁　初诊：2021-09-06

患者于3个月前体检发现双乳腺结节，双乳房胀痛，挤压乳房有泌乳情况，双眼干涩，偶有胃食管反流症状。另诉家庭环境不和谐，经常争吵。纳眠可，二便可。舌淡红苔薄白，脉细数。

| | | | |
|---|---|---|---|
| 北柴胡 10g | 郁　　金 10g | 夏枯草 30g | 蜜麸青皮 10g |
| 盐橘核 10g | 桔　　梗 10g | 玄　参 10g | 羊　　乳 30g |
| 蒲公英 15g | 麸炒枳壳 10g | 蒺　藜 10g | 法 半 夏 10g |
| 陈　皮 6g | | | **10 剂** |

二诊（2021-09-15）：患者服药后，双乳房胀痛明显好转，偶有胃食管反流，纳眠可，二便可。舌淡红苔薄白，脉细。予上方再服10剂。

**医案分析**　肝主疏泄，喜条达而恶抑郁，当忧思郁怒内生，则肝气失于畅达，会出现乳房胀痛等肝气郁结的表现。肝主藏血，可涵养肝气，濡养肝及筋目，当肝阴虚，则会出现双眼干涩、脉细数等阴虚火旺的表现。又有患者家庭环境欠和谐等情况，可见患者肝郁日久。综上，此案辨证为气郁痰凝证。当以疏肝理气、化痰散结，佐以养阴清热为治则。方中柴胡、郁金疏肝解郁，夏枯草、青皮、橘核、枳壳、蒺藜等理气化痰散结，玄参、羊乳、蒲公英等养阴润燥、清热解毒。患者有食管反流症状，故加半夏化痰降逆。

**问题**　柯老师，方中加桔梗是何用意？

**解答**　此案用桔梗意在取其有开宣肺气之功。肺气的正常宣发有助于肝气升发条达，又有祛痰之能，同时取其舟楫胜载之用，使养阴润燥之药力上承，有利于肝之阴血上濡双目。可谓一石二鸟。

问题　柯老师，患者有气郁化火征象，可用牡丹皮、栀子等清热泻火吗？

解答　牡丹皮味苦、甘，性微寒，归心、肝、肾经，具有清热凉血、活血祛瘀功效；入血分而善于清透阴分伏热，多用于热入血分，伤及营阴等病证。栀子性味苦寒，归心、肺、三焦经，具有泻火除烦、清热利湿、凉血解毒功效，善治三焦实火上炎证。此患者虽有肝经郁热之象，但未深入营血，故可不用牡丹皮、栀子。此案用蒲公英更宜。蒲公英性味苦甘寒，归肝、胃经，清热解毒，消肿散结，利湿通淋。《医林纂要》："蒲公英……消肿核，疗疔毒乳痈，皆泻火安上之功。"《本草求真》："蒲公英……能入阳明胃、厥阴肝解热，故乳痈、乳岩为首重焉。……缘乳头属肝，乳房属胃，乳痈、乳岩，多因热盛血滞，用此直入二经。"

# 咳嗽（4 则）

姓名：周某　性别：男　年龄：45 岁　初诊：2019-07-12

反复咳嗽 1 个月。患者 1 个月前无明显诱因出现咳嗽，在深圳诊断"支气管肺炎"，用药不详。目前咽痒，咳嗽，痰白，偶有黄痰，痰时稀时稠，难以咳出，纳眠可，二便调。舌红苔白，脉弦数。

证属痰浊化热扰肺，治以化痰止咳。

| 法半夏 10g | 陈　皮 6g | 茯　苓 15g | 甘　草 3g |
| 鱼腥草 30g | 黄　芩 10g | 苦杏仁 10g | 浙贝母 10g |
| 桔　梗 10g | 枇杷叶 10g | 瓜蒌皮 10g | **7 剂** |

二诊（2019-07-22）：服药后，咳嗽咳痰明显好转，偶有白痰，偶有呛咳气急，咽稍干。纳眠可，二便调。舌淡红苔薄白，脉细。上方去瓜蒌皮，加紫菀 10g。7 剂。

**医案分析**　患者反复咳嗽 1 个月，目前咳嗽咳痰，时稀时稠，偶有黄痰，难以咳出，舌红苔白，脉弦数。患者初时风寒袭肺，有咽痒稍咳，未加重视，肺之气机逆乱，宣降失调，痰浊内生，故咳嗽咳痰；久咳有入里化热之象，咳痰有黄痰，难以咳出，舌红脉弦数。辨病属咳嗽，病位在肺，辨证属痰浊化热扰肺，治以二陈汤加味。服药后，患者咳嗽咳痰较前明显好转，咳痰色白，偶有呛咳气急，热象减，故去瓜蒌皮，加紫菀下气消痰止咳。7 剂后随访患者，诸症悉减。

**问题**　请问柯老师，辨证咳嗽时要抓住的核心是什么？

**解答**　咳嗽要辨别是急性或慢性，该次发病有没有诱因，起病的缓急，是否兼有表证，还要辨外感咳嗽或是内伤咳嗽。但是，临床上外感和内伤不一定十分清晰明了，外感日久，可兼内伤咳嗽，内伤咳嗽未愈，复感外邪亦可兼外感之象，需要更加扎实的中医诊断、中医内科知识及临床经验来更准确地辨证，才可更好地施治。

**医案二**

姓名：陈某　性别：女　年龄：50 岁　初诊：2020-05-20

患者反复咳嗽咳痰年余，再发 1 周。患者 1 年前无明显诱因出现咳嗽咳痰，后反复发作，1周前无明显诱因再发咳嗽咳痰，痰多色白，有痰才咳，咳甚气急，稍感鼻塞。在外院就诊，具体用药不详，病情缓解不明显。为进一步诊治来我科就诊，纳一般，睡眠可，稍感腹胀，大便偏干，小便调。既往有鼻窦炎病史，支气管哮喘病史，咽部有囊肿病史。舌稍红苔白，脉滑。

证属痰湿蕴肺。治以燥湿化痰，理气止咳。

| 陈　　皮6g | 法半夏10g | 茯　苓15g | 炙甘草6g |
| 炒枳壳10g | 苍耳子10g | 苦杏仁10g | 浙贝母10g |
| 炒紫苏子10g | 炒莱菔子10g | 炒芥子10g | 瓜蒌皮10g　**7剂** |

二诊（2020-05-27）：病史同前，患者服药后症状明显好转，偶有几声咳嗽咳痰，痰白，稍感鼻塞，无明显鼻后滴流感，纳寐可，二便调，舌淡，苔薄白，脉滑。原方去三子，加紫菀10g。5剂。

**医案分析**　患者有鼻窦炎及支气管哮喘病史，目前有咳嗽咳痰，痰多色白，鼻塞，舌稍红苔白，脉滑。患者平素脾运不健，饮食精微不归正化，聚生痰浊，肺脉连胃，痰邪上干，乃生咳嗽；患者痰多色白，有痰才咳，苔白脉滑等，皆为痰浊蕴肺之象。久延易肺脾气虚，气不化津，痰浊更易滋生，故脾为生痰之源，肺为贮痰之器。患者病位在肺，与肺脾相关，辨病属咳嗽，属痰湿蕴肺之证，治以燥湿化痰、理气止咳。予以二陈汤合三子养亲汤加减。方中陈皮、半夏行气燥湿，陈皮上散，半夏下行，茯苓渗利水湿，促进减轻生痰之源，加之茯苓、甘草可益气，增强运化水湿的作用；三子皆为温性，白芥子促痰外出，紫苏子降气化痰，莱菔子下气祛痰，加之杏仁止咳化痰、润肠通便，浙贝母清热散结、化痰止咳，共奏燥湿理气化痰之效。二诊时，患者症状明显好转，咳嗽咳痰明显减少，无气急，稍感鼻塞，故原方去三子，使用紫菀润肺下气、化痰止咳。随访患者，诸症明显好转。

**问题** 请问柯老师，三子养亲汤如何运用？为何二诊时去三子？

**解答** 三子养亲汤也是个治痰的基本方，不管热痰或寒痰，只要不容易咳出，就可以用它加味。方中紫苏子降气化痰，莱菔子下气祛痰，白芥子促痰外出，可治疗饮食未被运化所导致的不夹寒热属性的痰。养亲本是为了治疗老年人消化不好，饮食不节而易生痰，是用来调养老人家的。这三味药都是温性的，白芥子善去皮里膜外之痰，和紫苏子在治疗咳痰方面是常用之药，但莱菔子破气，是不一定用的。二诊时患者咳嗽咳痰明显好转，无腹胀大便干等情况，故去三子，用二陈汤加味即可。

## 医案三

姓名：朱某　性别：男　年龄：6 岁　初诊：2020-07-15

咳嗽咳痰 5 天。患者 5 天前在外游玩后出现咳嗽咳痰，咳黄痰，偶有气喘，流黄涕，咽部红肿，无发热，无发绀，无异物吸入史，无呕吐、泄泻，纳眠一般，二便调。在外院就诊，具体用药不详，病情缓解不明显，为进一步诊治来我科就诊。舌淡红苔黄腻，脉数。

| 金 银 花 6g | 连 翘 6g | 炒牛蒡子 6g | 芦 根 10g |
|---|---|---|---|
| 薄 荷 3g | 桔 梗 10g | 淡 竹 叶 6g | 荆 芥 3g |
| 豆 豉 3g | 鱼腥草 15g | 焯苦杏仁 10g | 浙贝母 10g |
| 蜜麸僵蚕 10g | 甘 草 3g | | **5 剂** |

二诊（2020-07-20）：病史同前，患者服药后咳嗽咳痰较前明显好转，仍有咽痛，咽部红肿较前减轻，纳眠一般，二便可。舌淡红苔薄白，脉滑。原方加板蓝根 10g、木蝴蝶 3g。5 剂。

**医案分析** 患者在外游玩，外感风热，风热之邪侵扰肺咽，肺气失宣则发鼻塞流涕、咳嗽咳痰，上乘咽喉则发咽部红肿，结合舌脉，可辨为风热上扰证，病位在肺、咽，辨病属咳嗽。治以疏风清热、宣肺止咳，予以银翘散加减。方中金银花、连翘为主药，凉而能透，清热解毒，加之薄荷、牛蒡子辛凉解表，牛蒡子亦可缓解咽部红肿，荆芥、豆豉辛温促进君药透邪外出，淡竹叶、芦根助生津除热，鱼腥草清热解毒、促进排痰，苦杏仁降气止咳平喘，浙贝母清热散结、化痰止咳，僵蚕化痰散结，促进止咳化痰之效。二诊时，患者症状好转，但觉咽痛，原方加板蓝根、木蝴蝶，清热解毒利咽，缓解咽痛。后随访，患者症状好转。

**问题** 柯老师，银翘散辛凉解表，在其中为何使用荆芥、豆豉？

**解答** 银翘散中金银花、连翘为君，薄荷、牛蒡子为一组臣药，荆芥、豆豉为第二组臣药，其中薄荷、牛蒡子辛凉解表，荆芥、豆豉辛温，在辛凉的同时开皮毛透邪，一则温性的药有助于开皮毛而发汗，二则防止凉遏太过，但二药的使用不可量大。

## 医案四

姓名：王某　性别：男　年龄：2 岁 10 个月　初诊：2019-08-30

反复咳嗽气促年余。患者 1 年前无明显诱因出现咳嗽气促，偶有咳痰，纳眠可，小便调，大便 2 日未解。既往有过敏性支气管炎病史。舌淡红苔白，脉滑。

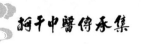

证属痰浊阻肺，治以行气化痰止咳。

| | | | |
|---|---|---|---|
| 陈　皮 3g | 法半夏 5g | 茯　苓 10g | 甘　草 1.5g |
| 炒紫苏子 5g | 炒莱菔子 5g | 炒芥子 5g | 炙麻黄 1.5g |
| 瓜　蒌　皮 5g | 炒瓜蒌子 5g | | **7 剂** |

二诊（2019-09-09）：病史同前，患者服药后症状较前明显好转，稍气促，纳眠可，二便调。舌淡红苔薄白，脉细。上方加酒地龙 5g。10 剂。

**医案分析**　患儿饮食不当，中阳失运，内生痰湿，上遏于肺，气机升降失调，肺失肃降，而致气促、咳痰，治以行气化痰止咳，方以二陈汤合三子养亲汤加减。其中，陈皮、法半夏、茯苓燥湿化痰，陈皮理气向上而散，法半夏行气向下而行，茯苓健脾祛湿、减轻生痰之源；紫苏子降气化痰，莱菔子下气祛痰导滞，白芥子促痰外出；加炙麻黄宣肺平喘、缓解气促，瓜蒌宽胸理气、润燥化痰、润肠通便，炙甘草调和诸药。一诊服药后，患者症状较前明显好转，稍有气促，加酒地龙以加强定喘之效。

**问题**　柯老师，治疗小儿咳嗽咳痰有何侧重？

**解答**　小儿脏腑娇嫩，形气未充，发病多与外感、食伤和先天因素有关，其咳嗽咳痰病位在肺，多涉及脾胃。小儿肺脏娇嫩，寒热不能自调，故易被六淫之气侵袭，加之小儿为纯阳之体，六气易从火化，故若伤于外邪以热性病证为多；小儿"脾常不足"，脾胃之体成而未全，脾胃之气全而未壮，因而易于出现消化不良、运化失调，则易脾湿生痰；故辨证后若外感为主因，则宣肺止咳化痰为主，加健脾等对证之药；若脾湿生痰为主因，则健脾行气化痰为主，加宣肺等对证之药。

# 喘证（1则）

姓名：周某　性别：男　年龄：62岁　初诊：2020-05-25

活动后气喘3个月余。患者3个月前无明显诱因情况下出现活动后气喘，偶有咳嗽，咳白痰，量不多。5月15日本院CT提示肺气肿，右下肺肺大泡形成；两肺局部支气管扩张伴感染；两肺多发小结节。在呼吸科门诊就诊，考虑诊断为慢性阻塞性肺疾病。具体用药不详，症状较前稍改善，为进一步诊治来我科就诊。现仍有气喘，活动后加重，咳白痰，易咳，晨起咳黄痰，纳眠一般，大便稍干，小便调。舌稍暗苔白，脉滑数。吸烟史10年余，否认饮酒史。

| | | | |
|---|---|---|---|
| 法半夏10g | 陈　皮6g | 茯　苓15g | 甘　草3g |
| 黄　芩10g | 干鱼腥草30g | 苦杏仁10g | 浙贝母10g |
| 麸炒枳壳10g | 薏苡仁30g | 紫　菀10g | **10剂** |

二诊（2020-06-08）：病史同前，患者服药后症状较前稍好转，仍有晨起咳嗽稍多，咳白痰，眠欠佳，纳一般，二便可。舌稍暗，苔薄白，脉弦。上方去黄芩、鱼腥草，加制远志肉6g、合欢皮20g。10剂。

三诊（2020-06-17）：病史同前，患者服药后症状较前明显好转，稍干咳，痰不多，口干，纳眠可，二便可。舌稍暗，苔薄白，脉细。上方去远志、合欢皮，加蒸五味10g、麦冬10g、灵芝10g。10剂。

四诊（2020-06-29）：病史同前，患者服药后症状较前好转，偶有咳嗽，偶有气喘，纳眠一般，二便可。舌稍暗，苔薄白，脉细。上方去灵芝，加沉香 3g。10 剂。

**医案分析** 患者脾肾不足，中阳不运，聚湿成痰，痰浊壅肺，肺失宣降，故发气喘、咳嗽咳痰；患者偶有咳黄痰，大便稍干，脉数，恐有痰浊郁而化热的趋势。辨病属喘证，病位在肺，与脾肾相关；辨证属痰浊阻肺，有化热之象。治以祛痰降逆、宣肺平喘，予以二陈汤加味。二陈汤健脾燥湿、化痰止咳，枳壳行气导滞、促进运化，薏苡仁健脾透湿，加入黄芩、鱼腥草、浙贝母清肺化痰，杏仁降气止咳平喘、润肠通便，紫菀下气化痰止咳。二诊时，患者晨起咳嗽稍多，咳白痰，眠欠佳，大便调，结合舌脉，考虑热象渐消，故去黄芩、鱼腥草，又因患者睡眠差，遂加入远志镇静安神、祛痰，合欢皮活血解郁安神。三诊时，症状较前明显改善，稍干咳，觉口干，睡眠改善，故去远志、合欢皮，加蒸五味子、麦冬、灵芝。四诊时，偶有咳嗽气喘，去灵芝，加沉香巩固疗效。

**问题** 柯老师，二陈汤如何使用？

**解答** 二陈汤是个治痰的基本方剂，就像四君子汤、四物汤分别是补气、补血的基本方一样。这个痰一般为湿痰。方中陈皮、法半夏都可燥湿行气，陈皮理气向上散、入脾肺，半夏行气向下行、入胃，再加上茯苓淡渗利水、减轻生痰之源，已成的痰需要化，未成的痰即为湿，祛湿即为祛痰，而茯苓和甘草亦可益气增强运化之力。

# 心悸（2则）

姓名：王某　性别：女　年龄：62岁　初诊：2019-12-09

心悸1年。患者1年前无明显诱因出现心悸，伴有胸闷、乏力、烦躁，常于劳累时明显，自诉外院行常规心电图提示心律不齐、期前收缩（具体报告未见），无胸痛，无放射痛，无头晕头痛等不适。在外院就诊，具体用药不详，病情缓解不明显，为进一步诊治来我科就诊。现纳可，眠不佳，小便调，大便干结，舌苔薄黄，脉结代。

| | | | |
|---|---|---|---|
| 炙黄芪 20g | 太子参 15g | 当归 10g | 熟地黄 10g |
| 酸枣仁 15g | 炙甘草 3g | 茯苓 15g | 桂　枝 6g |
| 丹　参 10g | 川　芎 10g | 木香 6g | 黄　连 3g |
| 苦　参 10g | | | **10剂** |

二诊（2019-12-20）：患者睡眠改善，仍感心悸，自觉较前次数减少，稍感乏力，纳眠可，二便调。舌淡苔薄白，脉结代。原方去黄连，加龙眼肉15g。14剂。

三诊（2020-01-06）：病史同前，患者服药后症状较前明显改善，偶感心悸乏力，纳眠可，二便调。舌淡苔薄白，脉缓。原方14剂。

**医案分析**　患者心悸，偶感胸闷，病位在心；患者劳累过度，耗伤气血，心失所养，心动失常，心气不足，运血无力，瘀血内生，故发心悸、胸闷，乏力，睡眠差，舌淡、脉结代；血虚火易盛，加之患者反复心悸，情志不舒，抑郁化火，故见舌苔薄黄，大便干结，失眠，稍感烦躁。治以益气养血、活血化瘀、清心安神，方以归脾汤加减。方中炙黄芪、太子参、炙甘草益气健脾以资气血生化之源，当归、熟地黄补养心血，酸枣仁补肝宁心安神，茯苓利水渗湿、健脾宁心，桂枝温通经脉、通阳化气，丹参活血祛瘀、清心除烦，黄连清热燥湿、清心火，川芎活血行气，木香行气醒脾、使补而不滞，加苦参清热燥湿（现代药理研究证实，苦参治疗期前收缩有一定疗效）。患者服 10 剂后，症状较前好转，睡眠改善，无明显烦躁，大便调，而心气血仍不足，仍有心悸乏力，故加龙眼肉，加强补养心血之效。患者再服 14 剂后，症状进一步好转，心悸偶发，乏力较前改善，舌淡，苔薄白，脉缓。续服原方 14 剂，后随访，患者自觉劳累后偶感心悸，无明显乏力，余无明显不适。

**问题** 柯老师，为何一诊中不加入龙眼肉加强补益心血？

**解答** 龙眼肉味甘而性温，在立春之后吃会上火，故平素食用小量龙眼肉补血要在冬至之后吃，立春之后停用。龙眼肉不仅补血且补气，是补益心脾的要药之一。一诊时患者仍有火象，可见失眠烦躁，大便干结，舌苔薄黄，故不宜加入龙眼肉。

姓名：金某　性别：女　年龄：32 岁　初诊：2020-04-03

心悸月余。患者于 1 个月前劳累后出现心悸，不寐时加重，感乏力。在外院就诊，具体用药不详，病情缓解不明显。为进一步诊治来我科就诊。现心悸，纳一般，睡眠差，梦多，二便调，舌淡苔薄白，脉细。

炙 黄 芪 30g　太子参 15g　炒白术 10g　丹 参 15g

制远志肉 6g　酸枣仁 15g　茯 神 10g　柏子仁 10g

龙 眼 肉 15g　陈 皮 6g　炙甘草 3g　龙 骨 30g（先煎）

牡 蛎 30g（先煎）　　　　　　　　　　　　**7剂**

二诊（2020-04-10）：病史同前，患者服药后心悸较前明显好转，自诉上月月经量少、色暗，纳眠可，二便可。舌淡苔薄白，脉细。上方去柏子仁，加当归 10g、川芎 10g。7剂。

**医案分析**　患者近日劳累，耗伤气血，加之脾胃运化功能较弱，气血生化不足，心神失养，发为心悸，结合舌脉，为气血不足之象。患者病位在心，与心脾肾相关，辨病属心悸，辨证属气血不足之证，治以补血养心、益气安神。予归脾汤加减。方中炙黄芪、太子参、白术、炙甘草益气健脾，龙眼肉补血补气，远志、酸枣仁、茯神、柏子仁养心安神，陈皮行气健脾，丹参活血清心除烦，再加龙骨、牡蛎镇心安神，共奏益气补血、养心安神之效。二诊时，患者症状较前明显好转，自诉月经量较少、色暗，故去柏子仁，加入当归、川芎养血活血。

**问题**　柯老师，生龙骨、生牡蛎与煅龙骨、煅牡蛎如何选择？

**解答**　龙骨根据炮制不同分为生龙骨与煅龙骨，牡蛎亦是。生龙骨与煅龙骨皆有镇惊安神、平抑肝阳、收敛固涩的功能，但生龙骨偏于平肝潜阳、镇惊安神，善于治疗烦躁心悸、眩晕、失眠多梦；煅龙骨功效偏于收涩，善于敛汗止血、生肌，内服常用于吐血、崩漏、痢疾、遗尿等，外用可用于湿疹、疮疡不愈等。生牡蛎偏寒，功效重镇安神、平肝潜阳、软坚散结，可用于治疗失眠、头晕目眩、痰核、瘰疬等；煅牡蛎功效收敛固涩、制酸止痛，可用于治疗自汗盗汗、遗精、崩漏带下及胃炎胃痛等。

# 鼻鼽（1则）

姓名：张某　性别：女　年龄：9岁10月　初诊：2019-09-04

鼻塞流涕4个月余。患者4个月前无明显诱因出现鼻塞流涕，流清涕，偶为浊涕，打喷嚏，吹风或遇冷则加重，双上肢有皮疹、发痒。纳眠可，二便调。既往有过敏性鼻炎病史。舌淡红苔薄黄，脉弦细。

证属正气不足，治以益气扶正。

| | | | |
|---|---|---|---|
| 炙黄芪 15g | 麸炒白术 5g | 防　风 5g | 白鲜皮 5g |
| 地肤子 5g | 辛　夷 5g | 苍耳子 5g | 桑　叶 5g |
| 菊　花 5g | 薄　荷 3g | 蝉　蜕 3g | **10 剂** |

二诊（2019-9-16）：患者服药后症状好转，喷嚏减少，仍有流涕，流清涕，夹杂黄涕，仍有皮疹，纳眠可，二便调。舌淡红苔薄黄，脉细。原方加鱼腥草15g、荆芥10g。10剂。

三诊（2019-9-30）：患者服药后症状明显好转，偶有黄涕，量少，皮肤吹风后稍痒，皮疹明显减少，纳眠可，二便调。舌淡红苔薄白腻，脉细。原方去桑叶、菊花、荆芥，加白芷6g、黄芩6g。10剂。

**医案分析**　患者正气不足，肺气虚，表卫不固，腠理疏松，故恶风恶寒；既往本有鼻窍疾病史，风邪寒邪侵袭犯入鼻窍，鼻窍不通发鼻塞，受邪故发喷嚏流清涕。病位在鼻，与肺脾肾相关，辨病属鼻鼽，辨证属正气不足、表卫不固之证，治以益气扶正固表。予以玉屏风散加味。方中重用黄芪，益气固表实卫；白术健脾益气，助黄芪益气固表；防风走表而御风邪，补中有散，增强抵御外邪之效。苍耳子、辛夷散风通鼻窍，白鲜皮、地肤子祛风解毒止痒，桑叶、菊花疏风清热清肺，薄荷、蝉蜕散风除热透疹。二诊时，患者黄涕增多，仍有皮疹，故加用鱼腥草清热解毒排脓，加用荆芥增强解表散风透疹之效。三诊时，患者服药后症状好转，流黄涕，量少，吹风后皮肤稍痒，皮疹较前减少，考虑有内生湿热之象，故去桑叶、菊花、荆芥，加用白芷散风除湿通窍、黄芩清热燥湿解毒。后随访，患者症状好转。

**问题**　柯老师，通鼻窍的中药如何选择？

**解答**　常用通鼻窍的中药包含辛夷、苍耳子、白芷、鹅不食草、细辛等，其中辛夷味辛性温，归肺、胃经，散风寒、通鼻窍，用于风寒头痛、鼻塞、鼻渊，乃鼻病要药、鼻渊常用药。《本草求真》曰："辛夷辛温气浮，功专入肺，解散风寒。"苍耳子味辛苦性温，有小毒，归肺经，散风除湿，通鼻窍，用于风寒头痛、鼻渊流涕、风疹瘙痒、湿痹拘挛。《本草备要》中说苍耳子"善发汗，散风湿，上通脑顶，下行足膝，外达皮肤。治头痛，目暗，齿痛，鼻渊……去刺"，不宜长期服用。白芷味辛性温，归胃、大肠、肺经，能散风除湿，通窍止痛，消肿排脓，主治感冒头痛、眉棱骨痛、鼻塞、鼻渊、牙痛、白带。鹅不食草味辛性温，归肺、肝经，可祛风通窍、解毒消肿，主治风寒感冒、鼻塞、寒痰咳喘、疮痈肿毒。细辛性味辛温，归心、肺、肾经，有小毒，可散风祛寒，通窍止痛，温肺化饮，主治风寒感冒、头痛、牙痛、鼻塞鼻渊、风湿痹痛、痰饮喘咳。细辛主要成分中含挥发油，有散寒、祛痰、止痛的作用，不可长期服用。

其中，辛夷和苍耳子在某些方面具有共性，临床上常协同治疗鼻炎。

# 口疮（1则）

姓名：吴某　性别：女　年龄：75岁　初诊：2019-08-01

反复口腔溃疡年余。患者1年前无明显诱因出现口腔溃疡，口干，伴有大便干、排便欠畅，纳眠可，小便调。既往有高血脂病史。舌稍红苔薄黄伴裂纹，舌尖溃疡，脉细。

证属阴虚火旺，治以滋阴降火。

| | | | |
|---|---|---|---|
| 北沙参 10g | 生地黄 15g | 玉　竹 20g | 麦冬 10g |
| 知　母 10g | 干石斛 10g | 天花粉 20g | 黄精 20g |
| 山　药 30g | 麦　芽 20g | | **7剂** |

**医案分析**　患者反复出现口腔溃疡，伴有大便干、排便欠畅，舌稍红，苔薄黄伴裂纹，舌尖溃疡，脉细，病位在口，涉及心胃，亦与本身正气不足有一定关系。《素问·至真要大论》云："诸痛痒疮，皆属于心。"患者亦有舌尖部发溃疡，对应于心，心火上炎。该患者反复出现口腔溃疡，初时自服较多清热解毒之品，伤及脾胃，损及胃阴，耗损正气，故迁延不愈；胃阴不足，肠燥津亏，

故大便干、排便欠畅；舌质稍红，苔薄黄伴裂纹，脉细，辨证属阴虚火旺。治以滋阴降火，方以益胃汤加减。方中生地黄、麦冬甘凉益胃、养阴清热，沙参、玉竹、天花粉养阴生津，石斛益胃生津、滋阴清热，知母清热泻火，诸药合奏养阴生津清热之效；山药益气养阴、补益脾胃，麦芽健脾开胃，黄精补气养阴、健脾益肾，四药健脾和胃益气、调养胃气。后随访，患者口腔溃疡好转。

**问题** 柯老师，黄芪可托毒生肌，针对疮口久不愈合效果佳，可否加入使用？

**解答** 黄芪性偏温，为温补之品，补气升阳，易于助火，易生内热，对于阴虚者可能加重虚火症状，故暂不加用；若虚火降，口腔溃疡仍反复，可酌情加用。

# 咽哑（1则）

姓名：陈某　性别：女　年龄：67岁　初诊：2019-07-15

反复咽哑半年。患者半年前无明显诱因出现咽哑，伴有咽干，纳眠可，二便调。舌淡红苔薄黄，脉弦细。

证属风热上扰，治以疏风清热利咽。

| | | | |
|---|---|---|---|
| 桑叶 10g | 菊　花 10g | 木蝴蝶 3g | 桔梗 10g |
| 玄参 10g | 炒牛蒡子 10g | 薄　荷 3g | 芦根 10g |
| 甘草 3g | 胖大海 5g | | **10剂** |

**医案分析** 咽连通口窍鼻窍，易受外邪侵扰。风热外袭，伤人津液，咽中少津，无以润养而致咽干咽哑。治以疏风清热，生津利咽。方以桑菊饮加减。方中桑叶、菊花散风热，桔梗宣肺利咽引药上行，少量薄荷防止太过辛凉，且助桑叶、菊花疏散上焦之风热，芦根清热生津，玄参、牛蒡子、胖大海、木蝴蝶共奏清热解毒利咽之效，甘草调和诸药。后随访，患者服 10 剂后好转。

**问题** 柯老师，利咽的中药如何选择？

**解答** 利咽的中药有许多，如桔梗、胖大海、山豆根、连翘、板蓝根、马勃、僵蚕、玉蝴蝶（木蝴蝶）、凤凰衣、一枝黄花、西青果等。桔梗宣肺祛痰利咽，用于咽哑咽痛，可宣发肺气，故咽痛咽哑咽干时皆可加用。胖大海清热润肺、利咽开音，用于肺热咽哑、咽喉干痛；凤凰衣养阴清肺，可用于咽痛失音；两药偏于润养生津利咽。山豆根清热解毒、消肿利咽，用于火毒蕴结咽喉肿痛；板蓝根清热解毒、凉血利咽，用于咽痛喉痹、烂喉丹痧等；马勃清肺利咽止血，用于风热袭肺所致咽痛咽哑；木蝴蝶清肺利咽、疏肝和胃，用于肺热咳嗽、喉痹咽哑等；僵蚕祛风定惊、化痰散结，用于咽喉肿痛；西青果清热生津解毒，用于阴虚白喉；一枝黄花疏风清热、消肿解毒，金银花清热解毒、凉散风热，针对咽痛热甚的效果皆佳，若为急性外感有热象，用一枝黄花效果更佳。

# 失眠（10 则）

姓名：王某　性别：女　年龄：50 岁　初诊：2018-02-02

睡眠不佳年余。患者无明显诱因出现睡眠不佳，伴有心慌，关节疼痛，胃胀嗳气，无头痛。现纳一般，二便调。舌淡，苔薄白，脉弦细。

证属心气虚，心神失养，神不安舍。治以补益气血，养心安神。

---

| | | | |
|---|---|---|---|
| 蜜黄芪 30g | 太子参 15g | 生地黄 15g | 百　合 10g |
| 丹　参 15g | 炒白芍 10g | 酸枣仁 15g | 柏子仁 15g |
| 茯　苓 15g | 合欢皮 20g | 灵　芝 15g | 石决明 30g |
| 石菖蒲 5g | 蜜甘草 3g | | **10 剂** |

---

二诊（2018-02-26）：患者服药后不寐症状略好转，仍易醒，胃口一般，二便可。舌淡红，苔薄白，脉弦细。予以原方去蜜黄芪，加龙齿 30g（先煎）、郁金 10g、远志 6g，共 10 剂。

三诊（2018-03-09）：患者诉睡眠好转，自觉胆小，偶有烦躁，舌淡红，苔薄白，脉弦细。原方酸枣仁改为 20g，加知母 10g。共 10 剂。

四诊（2018-03-23）：患者诉不寐症状好转，未诉特殊不适，纳可，二便可。守原方 14 剂。

**医案分析**　患者长期睡眠不佳，伴有心慌、纳呆，舌淡，皆是气虚的表现。初诊重用蜜黄芪、太子参加强补气的功效，从而达到补气养心安神之功效。

**问题** 柯老师，方中重用酸枣仁，剂量加到20g，有何作用？

**解答** 酸枣仁药性甘、酸，平，归心、肝、胆经，有养心益肝、安神、敛汗之功。若治疗肝虚有热之虚烦不眠，与知母、茯苓、川芎等同用，正是所谓的"虚劳虚烦不得眠，酸枣仁汤主之"。酸枣仁皂苷、黄酮苷、水及醇提取物分别具有镇静催眠及抗心律失常作用，并能协同巴比妥类药物的中枢抑制作用。

## 医案二

姓名：严某　性别：女　年龄：40岁　初诊：2018-03-20

睡眠障碍半年余。患者整夜不能入睡，胃口欠佳，眼皮觉沉重，乏力，大便干结，小便可。舌淡，苔薄白，脉细。

证属心脾两虚，脾虚血亏，心神失养，神不安舍。治以补益心脾，养血安神。

| | | | |
|---|---|---|---|
| 蜜黄芪30g | 党参20g | 茯苓15g | 熟地黄20g |
| 当归10g | 炒白芍10g | 川芎10g | 炒白术10g |
| 酸枣仁15g | 柏子仁10g | 蜜甘草3g | 木香6g |
| 火麻仁10g | 乌药10g | | **10剂** |

二诊（2018-04-04）：患者诉服药后症状稍好转，原彻夜难眠，现能入睡3～4小时，纳尚可，二便一般。舌淡苔薄，脉细。原方去火麻仁。10剂。

三诊（2018-04-15）：患者诉服药后症状好转，能入睡，但易醒，纳可，二便调。舌淡苔薄，脉细。原方加远志6g。14剂。

四诊（2018-05-04）：患者诉症状好转，纳可，二便调。舌淡红，苔薄白，脉细。守原方14剂，水煎服。

**医案分析** 患者不易入睡，纳呆乏力，舌淡苔薄，脉细，都属气血不足之征。因气血不足引起不寐，乃脾虚血亏，心神失养，故方用八珍汤加减。

**问题** 柯老师，八珍汤一般用于气血不足证，临床如何应用？

**解答** 八珍汤是治疗气血两虚的常用方，临床以气短乏力、心悸眩晕、舌淡、脉细无力为辨证要点。若以血虚为主，可加大地、芍用量；以气虚为主，可加大参、术用量；若见不寐，可加酸枣仁、五味子。《医方考》云："血气俱虚者，此方主之。人之身，气血而已。气者百骸之父，血者百骸之母，不可使其失养者也。是方也，人参、白术、茯苓、甘草，甘温之品也，所以补气；当归、川芎、芍药、地黄，质润之品也，所以补血。气旺则百骸资之以生，血旺则百骸资之以养。形体既充，则百邪不入。"

姓名：项某　性别：男　年龄：45岁　初诊：2019-07-10

不寐月余。既往有高血压病史，现口服药物降压治疗。患者情绪激动后出现不寐，伴头晕头胀，急躁易怒，无多梦，纳可，二便调。舌质偏红，苔薄白伴齿痕，脉弦。

证属肝阳上亢，上扰心神。治以平抑肝阳，安神定志。

| | | |
|---|---|---|
| 天　麻10g | 钩　藤15g（后下） | 石决明30g（先煎） |
| 远　志6g | 酸枣仁20g | 茯　神10g |
| 柏子仁10g | 合欢皮20g | 丹　参15g |
| 酒地龙10g | | **10剂** |

二诊（2019-07-24）：服药后不寐症状稍好转，胃纳可，二便调。舌偏红，苔薄白伴齿痕，脉弦。予以原方加五味子5g，共14剂。

三诊（2019-08-12）：服药后诸症好转，胃纳可，二便调。舌偏红，苔薄白伴齿痕，脉弦。守原方14剂。

**医案分析** 患者情绪波动后产生不寐，乃因情志不遂，暴怒伤肝，肝阳上亢扰动心神，神不安而不寐。天麻柔润，平肝息风，通络止痛；钩藤甘寒，清热平肝，息风止痉；二药伍用，相得益彰，清热平肝息风，通络止痛之力益增。佐以石决明，加强清泻肝热，平肝潜阳息风；远志、酸枣仁、茯神、柏子仁、合欢皮取其宁心安神之功。丹参苦寒，既能活血，又能除烦安神定志；酒地龙入肝经，加强清热活血通络之功；两药合用，皆在清热活血通络，治疗头晕头胀。

**问题** 柯老师，情志不遂亦可引起不寐，您怎么看待情志与不寐的关系呢？

**解答** 喜怒哀乐等情志过极均可导致脏腑功能失调，而发生不寐。或由情志不遂，暴怒伤肝，肝郁气滞，肝郁化火，邪火扰动心神，神不安而不寐；或由五志过极，心火内炽，扰动心神而不寐；或由喜笑无度，心神激动，神魂不安而不寐；或暴受惊恐，导致心虚胆怯，神魂不安，夜不能寐，如《杂病源流犀烛》所云"心胆俱怯，触事易惊，梦多不祥，虚烦不寐"。

## 医案四

姓名：汤某　性别：女　年龄：29岁　初诊：2019-09-06

睡眠梦多年余。患者1年前因工作连续熬夜后出现入睡困难，睡后易醒，夜间至多睡3～4小时，梦多，觉烦躁，乏力，伴有早饭后胃偶有不适，有痛经，量少。纳眠可，二便调。舌偏红，苔薄白，脉细。既往史无殊。

证属肝血不足，虚热内扰。治以养血安神，清热除烦。

| | | | |
|---|---|---|---|
| 酸枣仁 15g | 茯神 10g | 知　母 10g | 川　芎 10g |
| 合欢皮 20g | 远志 6g | 石决明 10g | 太子参 10g |
| 甘　草 6g | | | **10 剂** |

二诊（2019-09-18）：患者自诉诸症大减，偶有睡时梦多。继续服用原方 10 剂，巩固疗效。

**医案分析**　该患者工作连续熬夜，耗伤肝阴肝血，加之平素压力过大，情志失调，更使肝旺，虚热内生，故入睡困难，睡后易醒，梦多，觉烦躁；肝旺克脾，故晨起乏力，早饭后胃觉不适；结合舌脉，柯老师辨证肝血不足为本，虚热内生为标，以酸枣仁汤加味论治。选用酸枣仁养血补肝，茯神宁心安神，知母清热除烦，加川芎之辛散、调肝血而疏肝气，使补血行血并行，石决明清肝平肝，合欢皮、远志加强安神定志之效，太子参健脾益气，甘草调和诸药。二诊时，诉诸症大减，是为药证相合，仍偶有睡时梦多，故续服原方 10 剂，巩固疗效。

**问题**　柯老师，酸枣仁汤治疗什么证型的不寐，效果甚佳？

**解答**　《金匮要略·血痹虚劳病脉证并治》云："虚劳虚烦不得眠，酸枣仁汤主之。"酸枣仁汤为滋阴除烦之名方，此处虚烦，实由肝阴虚所致，因肝藏魂，人寤则魂游于目，寐则魂返于肝，肝阴充足则能寐，反之则肝不藏魂，故不寐；其次，肝阴虚则生内热，虚热扰乱心神，故虚烦不寐。该方不局限于调肝，可心、肝、脾同调。方中酸枣仁养阴安神，《太平圣惠方》载"治胆虚睡卧不安，心多惊悸……酸枣仁一两"，"治骨蒸，心烦不得眠卧……酸枣仁二两"。王好古："治胆虚不眠，寒也，炒服；治胆实多睡，热也，生用。"川芎为血中之气药，调畅气机；知母清肝润燥除烦；茯苓宁心安神；甘草清热，与酸枣仁合甘酸化阴之效，且调和诸药。诸药合用，共奏滋阴养血、宁心安神之功。

## 医案五

姓名：许某　性别：女　年龄：43岁　初诊：2019-09-18

反复不寐3个月余。既往有乙肝病史，现口服恩替卡韦分散片抗病毒治疗。3个月前无明显诱因出现不寐，入眠困难，寐时多梦，偶有气短乏力，胃纳可，二便调。舌偏红，苔白伴有裂纹，脉细。

证属心阴不足，心胆虚怯，心神失养，神魂不安。治以养阴安神定志。

| | | |
|---|---|---|
| 百　　合 10g | 生地黄 15g | 石决明 30g（先煎） |
| 酸枣仁 20g | 柏子仁 10g | 茯　神 10g |
| 煅珍珠母 30g（先煎） | 远　志 6g | 石菖蒲 5g |
| 五味子 5g | 合欢皮 20g | **10 剂** |

二诊（2019-09-27）：服药后不寐、入眠困难好转，午间可睡2小时，偶有多梦，胃纳可，二便调。舌偏红，苔薄白伴裂纹，脉细。予以原方加龙齿 30g（先煎），共14剂。

三诊（2019-10-12）：服药后诸症好转，偶有虚烦不眠，胃纳可，二便调，舌淡红，苔薄白伴裂纹，脉细。上方去五味子，加知母 10g、川芎 10g。14剂。

医案分析　此患者素患肝炎，长期口服抗病毒药物，伤及阴分，不寐、入眠困难、寐时多梦，考虑阴虚内热引起心神不安，故予以百合地黄汤加减。方中百合甘寒，清气分之热；地黄甘润，泻血分之热。如同陈灵石所说："皆取阴柔之品，以化阳刚，为泄热救阴法也。"石决明清泻肝热，滋养肝阴；酸枣仁、柏子仁、茯神、合欢皮、五味子养心安神；煅珍珠母镇惊安神；石菖蒲开心窍，益心智，安心神。

**问题** 柯老师，《金匮要略》常用"百合地黄汤"治疗百合病，为什么这个患者不寐也可以用百合地黄汤加减呢？

**解答** 《金匮要略》曰："百合病者，百脉一宗，悉致其病也。意欲食复不能食，常默默，欲卧不能卧，欲行不能行，饮食或有美时，或有不用闻食臭时，如寒无寒，如热无热，口苦，小便赤，诸药不能治，得药则剧吐利，如有神灵者，身形如和，其脉微数。"百合病的临床表现主要是心肺阴虚内热引起心神不宁及饮食行为失调等，与此患者病机相仿，故用之。方中以百合养阴润肺、清心安神。《神农本草经》记载百合"主邪气腹胀，心痛，利大小便，补中益气"；《日华子本草》记载百合"安心，定胆，益智，养五脏"。百合不仅能补虚滋养，而且可镇静、祛邪，对百合病既能补其虚又可理其乱。生地黄滋养心阴，清热凉血，《日华子本草》载其"治惊悸劳劣，心肺损"；有润燥之功而无滋腻之患，濡养全身，使气血流畅，脏腑经脉功能恢复正常。中病勿更服，因生地黄性寒而润，多服可致泻利。

姓名：莫某　性别：女　年龄：35岁　初诊：2019-10-09

反复不寐1年。患者1年前无明显诱因出现不寐，不易入睡，寐时多梦易醒，倦怠乏力，伴有月经量多、色淡红，胃纳欠佳，二便调。舌淡苔白，脉细。

证属脾虚血亏，心脾失养，神魂不安。治以补益心脾，养血安神。

| | | | |
|---|---|---|---|
| 蜜黄芪20g | 太子参15g | 炒白术10g | 茯　神10g |
| 当　归10g | 龙眼肉5g | 酸枣仁20g | 木　香6g |
| 制远志6g | 合欢皮20g | 夜交藤20g | 六神曲10g　**10剂** |

二诊（2019-10-21）：服药后不寐，不易入睡，寐时易醒症状好转，偶有多梦，胃纳可，二便调。舌淡红，苔薄白，脉细。予以原方去六神曲，加龙齿30g（先煎），共14剂。

三诊（2019-11-04）：服药后诸症好转，胃纳可，二便调，舌淡红，苔薄白，脉细。守原方14剂。

**医案分析**　患者月经量多，失血过多，必然血不足，心藏神而主血，脾主思而统血，从而引起不寐、不易入睡、寐时多梦易醒、倦怠乏力、纳呆等，诸症皆属于气血不足之征。故予归脾汤加减，心脾同治，益气补血，健脾养心，佐以合欢皮、夜交藤加强养心安神之功，加用六神曲增强健脾之效，使脾旺则气血生化有源。

**问题**　柯老师，不寐之证有多种，您如何进行区分呢？

**解答**　不寐的病因虽多，但其病机总属阳盛阴衰，阴阳失交。或为阴虚不能纳阳，或为阳盛不得入于阴。其病因不外乎饮食不节、情志失常、劳逸失调、病后体虚等，病位在心，与肝、脾、肾密切相关。心主神明，心神安则寐，心神不安则不寐。阴阳气血由水谷精微所化，上奉于心则心神得养，受藏于肝则肝体柔和，统摄于脾则生化不息；调节有度，化而为精，内藏于肾，肾精上承于心，心气下交于肾，则神志安宁。若肝郁化火、痰热扰心，神不安宅者，以实证为主；心脾两虚，气血不足，或心胆气虚，或心肾不交，水火不济，心神失养，神不安宁，多属虚证，也有些可虚实夹杂，或为瘀血所致。

姓名：虞某　性别：女　年龄：56 岁　初诊：2020-06-02

反复睡眠差年余。患者 1 年前无明显诱因出现睡眠差，睡后早醒，醒后难以再睡，夜间梦多，惊怵烦闷，辗转反侧，至多睡 5 小时，冬天时睡眠好些，有胃脘部不适，有反酸，有汗出，运动后明显，头部背部出汗，纳可，二便调。舌稍红，舌根苔黄腻，脉弦。既往有慢性胃炎伴糜烂病史。

证属胆火内郁，心神不宁。治以和解清热，镇惊安神。

---

柴　胡 10g　煅牡蛎 10g　煅龙骨 10g　黄　芩 10g
茯　苓 10g　法半夏 10g　酸枣仁 15g　太子参 10g
柏子仁 10g　远志肉 6g　石菖蒲 10g　红　枣 10g　**7 剂**

---

二诊（2020-06-09）：服药后睡眠差、惊怵等症状好转，夜间可睡约 6 小时，仍有夜间梦多，胃脘部稍感不适，食后偶有胀感，偶有出汗，二便调，舌偏红，苔薄黄腻，脉弦。予以原方加六神曲 10g、龙齿 30g（先煎），共 10 剂。

三诊（2020-06-22）：服药后诸症好转，至多时可睡 7~9 小时，胃纳可，二便调，舌淡红，苔薄黄，脉弦。续以原方 7 剂。

**医案分析**　该患者平素体虚，正气不足，邪气内犯少阳，胆火内郁，故睡眠差，夜间惊怵烦闷，辗转反侧难以入睡，后反复发作。结合舌脉，柯老师辨证为胆火内郁，以柴胡加龙骨牡蛎汤加减治疗。选用柴胡、半夏、黄芩、太子参、红枣（寓小柴胡汤义）和解少阳，煅牡蛎、煅龙骨镇惊安神、清热，茯苓渗利水湿、疏通三焦、宁心安神，石菖蒲化湿和胃，酸枣仁、柏子仁、远志肉加强安神助眠之效。二诊时，患者仍有夜间梦多，胃脘部稍不适，食后偶有胀感，加龙齿加强镇惊安神，六神曲健脾消食。三诊时，诸症好转，续原方巩固疗效。

**问题** 柯老师，柴胡加龙骨牡蛎汤的临床如何应用？

**解答** 《伤寒论》107条云："伤寒八九日，下之，胸满烦惊，小便不利，谵语，一身尽重，不可转侧者，柴胡加龙骨牡蛎汤主之。柴胡四两，龙骨、黄芩、生姜（切）、铅丹、人参、桂枝（去皮）、茯苓各一两半，半夏二合半（洗），大黄二两，牡蛎一两半（熬），大枣六枚（擘）。上十二味，以水八升，煮取四升，内大黄，切如棋子，更煮一二沸，去滓，温服一升。"本条论述太阳表证误下后所致邪气弥漫、虚实夹杂、表里俱病的变证及其治法方药。伤寒时已八九日，已暗伏内传之机，而反误下伤其正气，则邪气乘虚而入，而变证由生。八九日是病程，泻下使邪气内犯于少阳，不但犯于少阳，而且对于正气也有所影响。胸满，这个满念闷，是少阳枢机不利、胆火内郁之象；胆火上炎，更兼胃热上蒸，心神不宁，则有谵语惊惕之变；烦惊以惊为主，惊的症状很明显，惊之甚者叫作烦惊，烦就代表一个加重的意思，也有个别注家觉得烦是心烦，惊是惊吓。小便不利者，是少阳三焦决渎失常，水道不调之故也；邪气郁于半表半里之界，内外气机无以正常运行，是以一身尽重而难以转侧。方义：本方由半量小柴胡汤去甘草加龙骨、牡蛎、桂枝、茯苓、铅丹、大黄诸药而成。方以小柴胡汤和解少阳，宣畅枢机；加桂枝通阳透达，助小柴胡汤转出里邪；少量大黄泻热和胃；

铅丹、龙牡重镇安神定惊；妙在茯苓，既可淡渗利水，疏通三焦，又能宁心安神止烦惊；去甘草，不欲其甘缓之性妨碍祛邪。（目前，铅丹内服较为少见，或可用生铁落、磁石等品代之。）多数注家仍认为，本方以和解少阳为主旨，而兼有镇惊安神之效，现代多用于治疗强烈的神经兴奋、失眠、心悸、头晕目眩等。

## 医案八

姓名：徐某　性别：女　年龄：48岁　初诊：2020-05-05

不寐月余。患者无明显诱因出现不寐，彻夜难眠，面色无华，月经量多，伴有头痛，浑身乏力，酸痛不适，纳一般，二便调。舌淡，苔薄白，脉细。

证属心血不足，血虚不能上荣，心神失养而不寐，治以补血养血安神。

| | | | |
|---|---|---|---|
| 当　归 10g | 川　芎 10g | 生地黄 15g | 赤　芍 10g |
| 丹　参 20g | 鸡血藤 20g | 合欢皮 20g | 炒酸枣仁 15g |
| 柏子仁 10g | 茯　神 10g | 蜜远志肉 6g | 灵　芝 15g　**14剂** |

二诊（2020-05-18）：乏力症状稍好转，仍有头痛，纳一般，二便可，舌淡苔薄白，脉细。予以原方加全蝎3g，共7剂。

三诊（2020-05-25）：患者服药后不寐、乏力好转，头痛较前稍减轻，纳一般，二便可。舌淡苔薄白，脉细。上方去赤芍，加炒白芍10g、白芷6g。14剂。

四诊（2020-06-08）：患者诉诸症好转，纳眠可，二便调，舌淡红，苔薄白，脉细。继续守上方14剂。

**医案分析**　心藏神而主血。患者面色无华，月经量偏多，失血过多，心血不足，心神失养而不寐。血虚不能上荣，故头痛、浑身酸痛等，加用丹参、鸡血藤行血补血，舒筋活络，佐以酸枣仁、柏子仁加强养心安神之功。全方共奏补益心血、养心安神之功效。

**问题** 柯老师，为何加用全蝎治疗头痛？

**解答** 全蝎搜风通络止痛力较强，用治头痛，效果好，也可以配合天麻、蜈蚣、川芎、僵蚕等。《本草求真》言："全蝎……专入肝祛风。……凡小儿胎风发搐，大人半边不遂，口眼㖞斜，语言謇涩，手足抽掣，疟疾寒热，耳聋带下，皆因外风内客，无不用之。"现代药理研究显示，全蝎提取物有抑制动物血栓形成和抗凝作用；蝎身及蝎尾制剂对动物躯体痛或内脏痛均有明显镇痛作用，蝎尾镇痛作用比蝎身强约 5 倍。

## 医案九

姓名：郭某　性别：女　年龄：35 岁　初诊：2019-10-09

孕 5 个月余，睡眠差月余。患者 1 个月前无明显诱因出现睡眠差，入睡困难，多梦易醒，时觉心中懊憹，不喜与人交流，尿频，纳呆，大便调。舌红苔少，脉细。

证属阴虚内热，治以养阴安神。

| | | | |
|---|---|---|---|
| 百　合 10g | 生地黄 15g | 炒酸枣仁 10g | 柏子仁 10g |
| 煅龙骨 20g | 煅牡蛎 20g | 茯　神 10g | 制远志肉 3g |
| 合欢皮 10g | 蒸五味子 10g | 砂　仁 3g | **7 剂** |

二诊（2019-10-16）：服药后症状稍好转，情志渐舒，仍有尿频，纳欠佳，大便调。舌红苔少，脉细。守方，共 14 剂。

三诊（2019-10-30）：服药后诸症皆减，胃纳可，仍有尿频，大便调，舌偏红，苔薄白，脉细。原方龙骨、牡蛎减至15g，共14剂。

**医案分析** 患者孕5个月余，连月情志不遂，郁不得发，虚热内生，扰乱心神，故致不寐，亦致脾失健运，纳呆。患者临床表现与百合病相似，结合舌脉辨证为阴虚内热。予以百合地黄汤加减。酸枣仁、柏子仁、茯神、合欢皮、五味子养心安神，龙骨、牡蛎镇惊安神，砂仁理气安胎。

**问题** 柯老师，孕妇之不寐，治疗有何宜忌？

**解答** 理同孕妇用药禁忌。孕妇应慎用、禁用的中药可概括为有毒药、活血药、行气药、苦寒药。治疗不寐中，常用药如首乌藤、朱砂等应小心使用或不用。临床可随证灵活应用，但当慎之又慎。本案中，患者气郁懊恼、纳呆，加砂仁既可理气、开胃，又可安胎。

姓名：郑某　性别：女　年龄：31岁　初诊：2020-05-20

反复睡眠差5年余。患者5年前无明显诱因出现睡眠差，乏力，怕冷，月经量少、有血块。在外院就诊，具体用药不详，病情缓解不明显。纳少，易饱易饥，二便调。舌尖红，苔薄白，脉细。

证属气血不足，治以补气养血。

| 炙黄芪20g | 太子参15g | 生地黄15g | 当归10g |
| 麸炒白芍10g | 川芎10g | 百合10g | 炒酸枣仁10g |
| 柏子仁10g | 合欢皮20g | 制远志肉6g | 茯苓15g |
| 砂仁3g | 炒麦芽20g | | **7剂** |

二诊（2020-05-27）：患者服药后症状较前稍好转，仍感头晕，

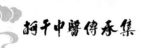

纳一般，二便可。舌淡红，苔薄白，脉细。原方去黄芪，共 10 剂。

三诊（2020-06-08）：病史同前，患者服药后睡眠好转，纳呆，二便可。舌淡红，苔薄白，脉细。上方加焦六神曲 10g、山楂炭 10g。10 剂。

**医案分析**　患者不寐日久，素来体虚，气血不足，则心失所养，故致不寐；气血不足，则不能上荣头面、温煦四肢，故头晕、肢冷；气血不足，则运化无力，而见虽有饥时，然少食即饱。辨证为气血不足证，方用归脾汤加减。

**问题**　柯老师，归脾汤与八珍汤在治疗不寐时如何选择？

**解答**　归脾汤与八珍汤均属气血双补剂。归脾汤侧重在心脾，用治脾不统血之血液妄行、心神失养诸证。八珍汤用四君子汤补气健脾，四物汤补血调肝，四君四物相合体现气血双补，侧重肝脾两脏，临床常用于病后虚弱及贫血等慢性消耗性疾病。不寐的治疗中，若辨证为气血不足，补益气血的同时，酸枣仁、远志等安神药少有缺席，故二者的加减方实际上并无二致。

# 痹病（5 则）

姓名：张某　性别：女　年龄：54 岁　初诊：2019-08-01

反复关节疼痛 5 年余。患者 5 年前出现全身多处关节疼痛，以膝关节疼痛为主等。遇天气阴冷，症状加重，纳眠可，大小便正常，舌淡红，苔薄白，脉滑。

诊断：痹病，属经脉痹阻证。治宜：祛风除湿，活血通络止痛。

| 忍冬藤30g | 威灵仙20g | 木 瓜10g | 防 风10g |
| 当 归10g | 牛 膝15g | 乌梢蛇10g | 鸡血藤20g |
| 酒地龙10g | 海桐皮20g | 伸筋草10g | **7剂** |

二诊（2019-08-09）：用药后自诉膝关节疼痛症状明显好转。近期有痔疮脱出。纳眠可，二便调。继续上方加减。上方去忍冬藤，加炙黄芪30g。7剂。

**医案分析** 风寒湿邪气痹阻经络骨肌之间，导致气血运行不畅，不通则痛，故出现全身关节疼痛不适。该患者痹病日久长达5年，加之内湿不出，体内瘀阻必然加重，故见舌淡苔白、脉滑。因此，治疗上以祛风除湿、活血通络止痛为主。威灵仙、海桐皮、忍冬藤祛风除湿为君药，佐以当归、乌梢蛇、鸡血藤、酒地龙、伸筋草活血通络止痛为臣药，君臣为伍，共奏祛风除湿、通络止痛之功效。再加牛膝、木瓜作为引药，既可加强通络作用，又可起到补肾强筋之功效。

**问题** 您对痹病的发病是怎么认识的？

**解答** 《素问·痹论》言："风寒湿三气杂至，合而为痹也。"痹病痹阻不通，风寒湿（热）邪气乘虚入侵人体，合而为痹，导致机体气血津液运行不畅，阻滞经络，关节筋脉失于濡养，然邪气难以截然划分，各有偏胜，当以主邪为主，兼顾余邪。

**问题** 痹病用药有什么讲究？

**解答** "通"法应贯彻痹病治疗的全过程。《医学真传》云："通之之法，各有不同。调气以和血，调血以和气，通也；下逆者使之上行，中结者使之旁达，亦通也；虚者助之使通，寒者温之使通，无非通之之法也。"然痹病者，主要以风寒湿热等邪气内阻，致使气血津液不畅，日久瘀阻经脉关节而发。痹病往往病程较久、顽固，难以治愈。喜用乌梢蛇、酒地龙、土鳖虫、全蝎等虫类药祛风除邪，通络止痛，以加强"通"的作用，往往临床屡试不爽。

**感悟** 痹病的病机主要为风寒湿三气杂至，合而为痹。由于痹病有其特殊性和顽固性，往往病程延绵不愈，容易反复。辨证多见本虚标实，本虚以肝肾不足、气血亏虚为主。故在祛风除湿、通络止痛的过程中，往往加用补益肝肾、益气补血药如牛膝、枸杞、当归、黄芪等，以标本兼顾，增强远期疗效。

姓名：王某　性别：女　年龄：48 岁　初诊：2019-09-04

反复左侧膝关节疼痛 2 年，加重 3 个月。患者 2 年前无明显诱因出现左侧膝关节疼痛，爬楼梯时明显。近 3 个月膝关节疼痛明显加剧，纳眠可，二便调。舌淡红，苔薄白，脉弦。

诊断：膝痹，属气血痹阻证。治宜：益气活血，通络止痛。

| | | | |
|---|---|---|---|
| 桃仁 10g | 红花 6g | 生地黄 15g | 麸炒白芍 10g |
| 当归 10g | 川芎 10g | 防 风 10g | 牛 膝 15g |
| 地龙 10g | 乳香 5g | 没 药 5g | **7 剂** |

二诊（2019-09-11）：用药后自诉膝关节疼痛症状明显好转。伴有腰酸乏力，遇天气变化膝关节仍有酸胀不适，纳眠可，二便调。上方去乳香、没药，加伸筋草 15g、杜仲 20g、枸杞子 20g。14 剂。

**医案分析** 患者膝关节疼痛多年，近期疼痛加重。肝主筋，肾主骨，患者病程长绵，日久则肝肾亏虚，气血不足，不荣则痛；外加感受风寒湿邪，慢性劳损等因素，导致气血运行不畅，不通则痛。因此，治疗上应以补益肝肾、强筋壮骨、活血通络止痛为主。

**问题**　中医对膝骨关节炎的认识有哪些？

**解答**　膝骨关节炎（KOA）是生物力学与生物学因素共同作用下导致关节软骨、滑膜、软骨下骨等部位出现的综合性病变。其症状与中医的"骨痹""鹤膝风"类似。《素问·痹论》指出"风寒湿三气杂至，合而为痹也。……以冬遇此者为骨痹……骨痹不已，复感于邪，内舍于肾"，说明肾虚引邪而入，易发生 KOA。《黄帝内经》亦云："肝主筋""膝者筋之府，屈伸不能，行则偻附，筋将惫矣"。故 KOA 发生的根本病理为肝肾不足，筋骨失调。

**感悟**　膝痹患者以中老年人最为多见，临床上以关节疼痛、僵硬及活动受限为主要临床表现。柯老师认为，本病的发病病机为"本虚标实"，其本为"肝肾亏虚，筋骨失养"，其标为"风寒湿邪，气血痹阻筋脉"。故治疗应有所侧重，急性期以活血理气、通络止痛为主，稳定期以补益肝肾为主。

姓名：吴某　性别：男　年龄：40 岁　初诊：2020-08-31

腰痛年余，伴有背胀痛。舌淡红苔白腻，脉弦细。

| | | | |
|---|---|---|---|
| 独活 10g | 槲寄生 10g | 秦　艽 10g | 细　辛 3g |
| 当归 10g | 川　芎 10g | 桂　枝 6g | 盐杜仲 20g |
| 续断 20g | 制乳香 5g | 制没药 5g | **10 剂** |

二诊（2021-03-03）：患者服药后病情好转，因值柯老休养，遂

自按原方继续调理，今来复诊。患者腰痛缓解，背部胀痛不适。舌淡红苔薄黄，脉弦细。上方去细辛、桂枝，加豨莶草10g、威灵仙20g、防风10g、炙黄芪30g。10剂。

三诊（2021-03-15）：患者诉腰背部疼痛明显缓解，中药继续调理。上方再进10剂，巩固疗效。

**医案分析**　《备急千金要方》："夫腰背痛者，皆由肾气虚弱，卧冷湿地，当风所得也。"风寒湿邪客于人体经络关节，久而久之，肝肾失养，气血失荣，则肝肾不足，气血两虚，肢体筋骨失于濡养，而出现腰膝关节疼痛、背部胀痛等。寒湿之邪伤阳，会出现舌淡苔白腻，疼痛则脉弦，肝肾两虚则脉细，故此患者脉弦细。此案可辨为风寒湿痹证，兼肝肾两虚。正气既虚，邪气深伏，治当以搜风祛湿，以止痹痛，益肝肾，补气血，扶正以祛邪为原则，方选独活寄生汤加减。

**问题**　柯老师，患者未见明显气血瘀滞之征，为何加入乳香、没药？

**解答**　乳香味辛、苦，性温，归心、肝、脾经，辛散走窜，味苦涌泄，既入血分，又入气分，能行血中气滞，化瘀止痛；内能宣通脏腑气血，外能透达经络，可用于一切气滞血瘀之痛证，《珍珠囊》谓其能"定诸经之痛"。没药性平，味辛、苦，具有活血止痛、消肿生肌的功效。没药的功效主治与乳香相似，常与乳香相须为用，治疗一切瘀滞痛证。区别在于，乳香偏于行气、伸筋，治疗痹证多用；没药偏于散血化瘀，治疗血瘀气滞较重之证。此案虽未见气滞血瘀的表现，但通过病因病机可看出，本病可进一步发展为气滞血瘀的临床表现等。乳香、没药同用，能增强行气活血、化瘀通痹止痛的疗效。

### 医案四

姓名：许某　性别：女　年龄：60 岁　初诊：2021-05-17

颈肩部疼痛不适 3 个月余，遇冷风更甚，伴有双上肢疼痛，活动欠灵活，纳眠可，二便调。舌淡红，苔薄白，脉弦。

| | | | |
|---|---|---|---|
| 葛　　根 30g | 酒 地 龙 10g | 鸡 血 藤 30g | 威灵仙 20g |
| 豨莶草 20g | 醋延胡索 10g | 酒浙乌梢蛇 10g | 炙黄芪 30g |
| 当　归 10g | 防　　风 10g | | **10 剂** |

二诊（2021-06-01）：患者稍感腹胀，上肢不适缓解。纳眠可，二便调。舌淡红，苔薄白，脉细。上方加山楂炭 10g、茯苓 10g、薏苡仁 30g。10 剂。

三诊（2021-06-23）：患者服药后前症明显好转，现左侧肩部略有疼痛。纳眠可，二便调。舌淡红，苔薄黄腻，脉细。上方去黄芪、当归，加忍冬藤 30g、麸炒苍术 10g。10 剂。

**医案分析**　《素问·痹论》："风寒湿三气杂至，合而为痹也。其风气胜者为行痹，寒气胜者为痛痹，湿气胜者为着痹也。"寒为阴邪，易伤阳气，寒邪客于肌肤经络日久，必然阻遏阳气的升发及温煦功能，故出现疼痛遇寒则重的表现；寒性凝滞，寒邪袭人，会不同程度影响人体气血的运行，不通则痛；寒性收引，寒邪侵袭人体，气机收敛，经脉收缩，故出现肢体屈伸不利；疼痛时脉象多弦。据患者临床表现，本案可辨为寒痹（痛痹）。治疗宜以祛风散寒、除湿止痛为法。

**问题**　柯老师，为什么方中加入当归、延胡索等养血活血行气药？

**解答** 人体气血津液的运行，有赖于阳气的温煦推动。阴寒邪盛，阳气受损，温煦推动失职，气血会出现不同程度的阻滞不通，所以在治疗寒痹时要注意理气行血药的应用，以便达到最佳疗效。

## 医案五

姓名：潘某　性别：女　年龄：52 岁　初诊：2021-06-29

头如布蒙伴沉重感 10 年余，舌淡红，苔薄白，脉细。

| 羌活 10g | 白　芷 6g | 独　活 10g | 川　芎 10g |
| 陈皮 6g | 茯　苓 15g | 薏苡仁 30g | 炙黄芪 30g |
| 防风 10g | 麸炒白术 10g | 广藿香 10g | 猪　苓 10g　**7 剂** |

二诊（2021-07-21）：患者服药后仍有头蒙感，伴有怕冷，鼻塞，无恶寒发热。舌淡红，苔薄白，脉细。上方去广藿香、猪苓，加入党参 20g、当归 10g、附片 3g。10 剂。

三诊（2021-08-02）：患者服药后仍有头蒙，伴有怕冷，鼻塞，纳眠可，矢气多，大便不成形，小便可。舌淡红，苔薄白，脉弦细。上方去附片，加麸炒枳壳 10g、法半夏 10g、炙甘草 3g。10 剂。

四诊（2021-08-17）：患者服药后头蒙等不适缓解，纳眠可，二便可。舌淡红，苔薄白，脉细。上方加醋延胡索 15g。10 剂。

**医案分析** 《素问·生气通天论》云："因于湿，首如裹。"《类经》卷十三："湿在上则首如裹，谓若以物蒙裹然者。"湿性重浊，重即是沉重、重着，指感受湿邪，可见头重如裹，头身四肢困沉，酸懒沉重；湿为阴邪，阻滞气机，损伤阳气，湿邪为患，首困脾阳，脾阳不振，运化无权则水湿代谢障碍，可出现大便不成形，甚则腹泻等症状。据患者前后临床表现（头如布蒙伴沉重、怕冷，舌淡苔薄白，脉细），可辨为湿痹（着痹）。治疗上以祛风胜湿为法，方选羌活胜湿汤加减，佐以健脾祛湿之药。

**问题**　柯老师，临床治疗湿痹（着痹），有哪些关键点需要注意？

**解答**　湿痹（着痹）以湿邪侵犯人体为主，湿易困脾，脾喜燥恶湿，所以治疗过程中在祛风散外湿的同时，不忘健脾祛除内湿，脾阳得健，更有利于祛内外湿邪。同时，湿为阴邪，易损伤阳气，当临床兼有阳虚的症状明显时，要积极补火助阳。湿性黏滞，易阻滞气机，治疗过程中，若出现气机不畅等兼证，可适当加入理气药。

# 痛经（2 则）

姓名：陆某　性别：女　年龄：25 岁　初诊：2019-10-01

患者经行腹痛 6 年余，得热痛减，经量一般，夹少许血块，痛甚恶心呕吐，冬天手足易生冻疮，末次月经（LMP）9 月 5 日，经行腹痛同前。舌淡红苔薄白，脉弦紧。

证属寒凝血虚，治宜温经散寒、养血调经。

| | | | |
|---|---|---|---|
| 当归 15g | 炒白芍 10g | 肉　桂 3g（后下） | 细　辛 3g |
| 红枣 10g | 炙甘草 6g | 吴茱萸 3g | 小茴香 5g |
| 乌药 10g | 川　芎 6g | 益母草 15g | **7 剂** |

二诊（2019-10-10）：LMP 10 月 6 日，痛经较前减轻，经量仍一般。再拟当归四逆汤加减，嘱下次月经前 1 周复诊。原方去吴茱萸、小茴香、乌药、益母草，加熟地黄 10g。7 剂。

如此经前服用一诊方，经后服用二诊方，连续治疗 3 个周期，痛经渐止，停药后亦无反复。

**医案分析**　根据患者临床症状及舌脉，证属寒凝血虚。寒邪搏于冲任，血海为之凝滞，不通则痛，寒得热化，瘀滞暂通，故得热痛减；营血虚弱，则经量一般；寒邪凝滞，血行不利，阳气不能达于四肢末端，营血不能充盈血脉，则手足易生冻疮。故治宜温经散寒，养血调经。方用《伤寒论》当归四逆汤加减。柯老师提倡"二步疗法"，即经前防、经后固。经前 1 周，用辛温大热之品，宗张仲景"回阳救逆"之旨，破阴寒，振阳气，易桂枝为肉桂，与吴茱萸、小茴香温经暖宫，辅以乌药解寒郁之滞，川芎运行气血，脉络得通，经畅痛减，符合"通则不痛"。经后期，腹痛消失，但胞脉空虚，治宜养血温胞、调和营血，即所谓经后固。

**问题**　当归四逆汤中的细辛，除了助桂枝温通血脉外，还有其他功效吗？

**解答**　细辛一味，既散少阴肾经在里之寒邪，又同吴茱萸行引经之效。

**问题**　针对寒凝血虚型痛经，除了中药口服，还有其他中医药适宜技术吗？

**解答**　三伏贴和三九贴。三伏贴属于"冬病夏治"，三九贴属于"冬病冬治"。依据《黄帝内经》"天人相应"之说，将人体阴阳与四季气候相结合，用特制的中药配方制成贴膏，外敷于特定穴位，以气相应，以味相感，通过药物对穴位的刺激，达到温阳祛寒的作用。

## 医案二

姓名：赵某　性别：女　年龄：35 岁　初诊：2019-11-30

患者经行腹痛 4 年余，胀痛为主，经色暗，夹血块，块下痛减，痛甚恶心，伴经前乳房胀痛，纳眠一般，便秘，小便调，LMP 11 月 9 日，经行腹痛同前。舌暗红、有瘀点，苔薄白，脉弦。

证属气滞血瘀，治宜理气化瘀止痛。

| | | | |
|---|---|---|---|
| 桃　仁 10g | 红　花 6g | 生地黄 15g | 赤　芍 10g |
| 当　归 10g | 川　芎 10g | 香　附 10g | 乌　药 10g |
| 益母草 20g | 醋延胡索 10g | 五灵脂 10g | 王不留行 10g |
| 法半夏 6g | 陈　皮 6g | | **7 剂** |

二诊（2019-12-16）：LMP 12 月 10 日，痛经较前缓解，血块减少，舌脉同前。月经刚干净，原方去活血化瘀止痛之王不留行、益母草、醋延胡索、五灵脂，改赤芍为炒白芍 10g。7 剂。

如此经前服用一诊方，经后服用二诊方，连续治疗 3 个周期，痛经渐止，停药后亦无反复。

**医案分析**　根据患者临床症状及舌脉，证属气滞血瘀。肝失条达，冲任气血郁滞，经血不利，不通则痛，故经前或经期小腹胀痛拒按，色暗有块，块下气血暂通而疼痛暂减；肝郁气滞，经脉不利，则乳房胀痛。故治宜理气化瘀止痛，方用膈下逐瘀汤加减。方中香附、乌药理气行滞，桃仁、红花、当归、川芎、赤芍、王不留行、益母草活血化瘀，延胡索、五灵脂化瘀止痛，生地黄凉血养阴以防大量理气活血药之辛燥。肝气挟冲气犯胃，痛甚恶心，故加法半夏、陈皮和胃降逆，气顺血调则疼痛自止。

**问题** 在痛经的辨证论治中，需要注意什么？

**解答** 痛经以实证居多，虚证较少，亦有虚实兼夹，其病位在子宫、冲任，变化在气血，故治疗以调理子宫、冲任气血为主，经期重在调血止痛以治标，平时辨证求因而治本。同时告知患者要慎起居，避风寒，忌食寒凉之品，保持心情舒畅。

# 月经过少（1则）

姓名：叶某　性别：女　年龄：40岁　初诊：2021-03-15

患者经量减少年余，色淡红，质稀，3～4天干净，伴小腹隐痛，经后头部绵绵作痛，四肢不温，LMP 3月10日，量及性状同前，面色萎黄，舌淡红苔薄白，脉细。

证属血虚，治宜养血益气调经。

---

炙黄芪30g　党参15g　麸炒白术10g　茯苓15g

当　归10g　川芎6g　炒白芍10g　阿胶9g（烊化）

熟地黄15g　陈皮6g　炙甘草5g　肉桂3g（后下）**7剂**

---

二诊（2021-03-22）：头痛缓解，饭后胃胀，大便日行2～3次，偏稀，舌脉同前。原方加砂仁3g（后下）。7剂。

三诊（2021-03-29）：服药后，胃胀消失，大便实，舌脉同前。再宗前意，上方续服10剂。

四诊（2021-04-12）：LMP 4月7日，经量增多，经色较前红，少许腹痛。

按上方加减治疗 3 个周期，经量明显增多，经后再无头痛。

**医案分析** 根据患者临床症状及舌脉，证属血虚。营血衰少，冲任血海不盈，故月经量少；血虚赤色不足，精微不充，故色淡质稀；血虚胞脉失养，则小腹隐痛；经后血愈虚，血不上荣，则头部绵绵作痛；营血不能充盈血脉，则四肢不温。故治宜养血益气调经，方用十全大补丸加减。方中炙黄芪、党参、炒白术、茯苓益气健脾，以资气血生化之源，使气生血长；四物汤补营养血调经；少佐肉桂，补元阳，暖脾胃；经后期，胞脉空虚，女子以血为本，而阿胶为血肉有情之品，可增强养血补血之力。气充血足则经自调。

**问题** 二诊方中加砂仁一味，有何意义？

**解答** 熟地黄甘温味厚，功专填精补血，大凡精血亏虚之证，每必用之，且用量一般偏大，常久用。但因此药性静滋腻，有滞胃碍脾之弊，此时若以砂仁相伍，一取砂仁芳香辛散以醒脾和胃，克服其滞胃碍脾之弊；二取砂仁行气下达以引熟地黄入肾，此正《本草纲目》所谓"引诸药归宿丹田"之义。砂仁虽为辅助之品，用量也无须过大，但却一药两职，既佐又使，有先行之功。

# 月经过多（1 则）

姓名：朱某　性别：女　年龄：44 岁　初诊：2019-11-23

经量增多 10 余年，第 2～3 天尤甚，需用尿不湿，夹血块，无痛经，5~6天干净，近2~3年月经提前5~7天，感乏力，纳寐可，二便调，LMP 11 月 5 日，量及性状同前，面色黄，舌淡红苔薄白，脉细弱。

证属气虚不固，治宜补气摄血固冲。

| 炙黄芪30g | 炒白术10g | 陈 皮6g | 党 参15g |
|---|---|---|---|
| 升 麻5g | 柴 胡5g | 当 归10g | 熟地黄10g |
| 三 七6g | 红 枣10g | 炙甘草5g | **7 剂** |

二诊（2019-11-30）：今晨月经转，正值经期。原方去当归，加益母草15g、茜草10g、海螵蛸10g。3 剂。

三诊（2019-12-07）：经行血块较前减少，第2~3天量仍偏多，现月经刚干净。原方加阿胶9g（烊化）、炮姜3g。7 剂。

按上方加减调理半年，经量减少，月经周期准。

**医案分析** 气虚则冲任不固，经血失于制约，故经行量多；病程日久，气虚致统血无权，故月经提前；面色黄，舌淡红苔薄白，脉细弱，均为气虚之征。故治宜补气摄血固冲，方用补中益气汤加减。炙黄芪、党参、炒白术、炙甘草补中益气；当归补血；陈皮理气；升麻、柴胡升阳；患者经行有血块，平时加三七化瘀止血，且有补虚强壮之功，经期去辛温行血之当归，酌加益母草、茜草、海螵蛸化瘀固涩止血；经后期，胞脉空虚，女子以血为本，而阿胶为血肉有情之品，可增强养血补血之力。

**问题** 方中海螵蛸、茜草伍用，有何意义？

**解答** 海螵蛸、茜草伍用，出自《素问·腹中论》四乌鲗骨一藘茹丸，海螵蛸以收为主，茜草以行为要，一涩一散，一止一行，动静结合，相反相成，共收止血而不留瘀、活血而不伤正之妙。

**问题** 经后期加阿胶补血，少佐炮姜，有何意义？

**解答** 取傅山止崩之说，补气补血的同时，常用黑姜补火。他总结说："单补血而不补火，则血又必凝滞，而不能随气而速生。况黑姜引血归经，是补中又有收敛之妙。"

# 月经先期（1则）

姓名：金某　性别：女　年龄：45岁　初诊：2020-09-15

患者月经失调半年，月经提前8～10天，伴经期延长，经量一般，色暗红，夹血块，淋漓不净，7～8天干净，平素偶有下腹坠胀、腰酸，夜间尿频、2～3次/晚，大便调，纳寐可，舌淡红苔薄白，脉沉。前次月经（PMP）8月15日，LMP 9月6日，量及性状同前。9月8日性激素未见明显异常；9月14日阴道B超提示内膜4mm，子宫肌瘤多发，大者约3cm。

证属肾气虚，治宜补肾益气、固冲调经。

---

菟丝子20g　熟地黄15g　蒸萸肉10g　党　参15g
怀山药20g　炙甘草5g　蒸五味子5g　金樱子15g
香　附10g　郁　金10g　三　　棱10g　莪　术10g　**7剂**

---

二诊（2020-09-24）：服药后，夜间尿频缓解，舌脉同前。再宗前意，原方续服7剂。

三诊（2020-10-09）：LMP 10 月 3 日，量较前增多，5 天干净，原方续服 14 剂。

按上方加减调理 3 个周期，月经恢复正常，夜间尿频消失。

**医案分析**　所谓"冲任之本在于肾"，患者 45 岁，肾气不足，封藏失司，冲任不固，故月经提前；肾虚精血不足，故经量偏少；肾虚外府失荣，筋骨不坚，故腰酸；肾虚不固，则夜尿频。故治宜补肾益气，固冲调经。方用《景岳全书》固阴煎加减。菟丝子补肾益精气，熟地黄、山茱萸滋肾益精；党参、山药、炙甘草健脾益气，补后天养先天以固命门；患者夜尿频，加金樱子固肾缩尿；刘河间谓"妇人……天癸既行，皆从厥阴论之"，故佐以香附、郁金疏肝调经。

**问题**　方中五味子一味，用意何为？

**解答**　五味子皮肉甘酸，核中辛苦而带有咸味，以其五味俱备而得名，且以酸味为最，苦次之，咸更次之，酸能收敛，苦能清热，咸能滋肾，故可交通心肾，使心气下通，以增强固摄肾气之力。

# 绝经前后诸证（1 则）

姓名：应某　性别：女　年龄：49 岁　初诊：2019-09-10

患者月经半年未转，时潮热盗汗，偶畏寒怕冷，烦躁，寐差，胃纳一般，二便尚调，舌红苔薄，脉细数。

证属肝肾阴虚，治宜滋补肝肾。

| | | |
|---|---|---|
| 熟地黄 15g | 蒸萸肉 10g | 怀山药 15g |
| 泽　泻 10g | 牡丹皮 10g | 茯　苓 15g |
| 知　母 10g | 黄　柏 6g | 当　归 10g |
| 炒白芍 10g | 女贞子 15g | 墨旱莲 15g |
| 淮小麦 30g | 红　枣 10g | 炙甘草 6g |
| 龟　甲 10g（先煎） | | **7 剂** |

二诊（2019-09-17）：症状较前缓解，续以原方加减调理半年。

**医案分析**　刘河间谓："天癸已绝，乃属太阴经也。"患者绝经半年，肾气衰，肾阴难以涵养肝木，致肝肾阴虚，治宜滋补肝肾，用知柏地黄丸为基础合甘麦大枣汤化裁治之，加当归、白芍养血柔肝，龟甲、二至丸养阴滋肾，其中龟甲为血肉有情之品，养阴之外还能平肝潜阳，甘麦大枣汤则养心阴而安心神。

# 带下（2 则）

姓名：林某　性别：女　年龄：34 岁　初诊：2020-07-06

患者带下增多 2 个月余，色白如涕，无异味，无瘙痒，有鼻炎病史，时有打喷嚏、流涕，经前偶感乳房胀，胃纳一般，二便尚调，夜寐安，面色萎黄，舌淡红苔白，脉濡细。

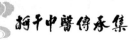

证属脾虚湿阻，治宜健脾益气、化湿止带。

> 生白术20g　　怀山药20g　　党参15g　　苍　术10g
> 陈　皮6g　　　生白芍15g　　柴胡5g　　　黄　芪20g
> 防　风6g　　　乌　梅6g　　　白芷6g　　　车前子10g（包煎）
> 炙甘草3g
> **7 剂**

二诊（2020-07-13）：白带较前减少，经间期出血、量少、色淡，LMP 7月1日，舌脉同前。再宗前意，原方加海螵蛸10g。7剂。

三诊（2020-07-20）：白带明显减少，此次经间期未出血，鼻炎较前缓解。上方续服10剂。

**医案分析**　患者纳少、苔白、脉濡细，乃脾虚湿阻之征。脾气虚弱，运化失司，湿邪下注，损伤任带，任脉不固，带脉失约，则白带增多；脾虚生化之源不足，气虚不能上荣于面，致面色萎黄；土不生金，脾虚日久致肺气虚，肺卫不固，则打喷嚏、流涕。故治宜健脾益气，化湿止带。方用《傅青主女科》完带汤加减。党参、白术、山药、炙甘草健脾祛湿，且山药有固肾止带之功；苍术、陈皮燥湿运脾，行气和胃；白芍柔肝理脾，少佐柴胡疏肝解郁，使肝气条达而脾土自强；车前子利湿清热，令湿浊从小便分利。诸药相配，则脾气健旺，肝气条达，清阳得升，湿浊得化，则带下自止。患者有鼻炎病史，同时予玉屏风散益气固表通窍，白芷升清气、通鼻窍，且燥湿止带。

**问题**　二诊诉经间期出血，加海螵蛸一味，用意何为？

**解答**　海螵蛸又叫乌贼骨，味咸、涩，性微温，入肝、肾经，不仅可以收敛止血，还可以固摄止带。

**问题**　方中加乌梅一味，用意何为？

**解答** 乌梅酸涩，敛肺和胃，防风辛温，升散祛风，二药伍用，一散一收，调和阴阳，增强抗过敏之力。

## 医案二

姓名：项某　性别：女　年龄：38岁　初诊：2021-03-08

带下增多4个月余，色黄，黏稠，有腥臭味，无瘙痒，口臭，纳呆，大便黏滞，小便调，寐尚可，舌红苔黄腻，脉滑数。

证属脾虚湿热，治宜健脾祛湿、清热止带。

| | | |
|---|---|---|
| 怀山药 30g | 芡　　实 30g | 白　果 15g |
| 车前子 10g（包煎） | 黄　　柏 10g | 木槿花 10g |
| 土茯苓 15g | 白花蛇舌草 30g | **7剂** |

二诊（2021-03-15）：带下较前减少，口臭仍明显，舌脉同前。再宗前意，原方加椿根皮10g。10剂。

三诊（2021-03-24）：带下明显减少，无明显口臭，胃纳较前好转，舌淡红苔薄黄。上方续服10剂。

**医案分析** 纳呆、口臭、苔黄腻、脉滑数，乃脾虚湿热之征。脾虚运化失司，湿热下注，损伤任带，任脉不固，带脉失约，则带下增多。故治宜健脾祛湿、清热止带，方用《傅青主女科》易黄汤加减。方中重用山药、芡实补脾益肾，固涩止带，"山药之补，本有过于芡实，而芡实之涩，更有胜于山药"（《本草求真》），故共为君药；白果收涩止带，兼除湿热，为臣药；少量黄柏苦寒入肾，清热燥湿，车前子甘寒，清热利湿，均为佐药；白花蛇舌草微苦甘寒，清热解毒；土茯苓甘淡渗利，解毒利湿。诸药合用，重在补涩，辅以清利，使热清湿祛，则带下自愈。

**问题** 在带下病的辨证论治中，需要注意什么？

**解答** 带下病的主要病机是湿邪伤及任带二脉，任脉不固，带脉失约，然湿邪有内外之别，而脾肾肝三脏失调是产生内湿之因，故治疗以除湿为主，治脾宜运、宜升、宜燥，治肾宜补、宜固、宜涩，湿热和热毒宜清、宜利。

# 滑胎（1则）

姓名：李某　性别：女　年龄：36 岁　初诊：2015-08-12

主诉：自然流产 2 次。0-0-2-0，2011 年因"孕 40 天余自然流产"行药物流产术；2012 年因"孕 40 天余自然流产"行 2 次清宫术；后因"宫腔粘连"行"宫腔镜下宫腔粘连分解术"，先后共 3 次，末次2015-06-15。查夫妻双方染色体、性激素、甲状腺功能、自身抗体、支原体、衣原体、男方精液等均未见明显异常，三维彩超提示宫腔中下段少量粘连可能。刻诊：月经量少、色暗红、夹血块，时感少腹隐痛，伴经前腰酸、乳房胀，夜寐多梦，胃纳可，二便调，舌淡红苔薄黄，脉弦沉，LMP 2015-07-16，量及性状同前。西医诊断：原因不明复发性流产；中医诊断：滑胎（肾虚冲任失调夹瘀）。该患者屡孕屡堕，瘀留胞宫，累及冲任，难以受孕，即使受孕，胎元亦难以巩固，故治疗时既要补其不足，亦要损其有余。月经将至，治宜活血化瘀调冲。

熟地黄 10g　　当　归 15g　　赤　芍 10g　　川　　芎 10g

丹　参 20g　　益母草 30g　　川牛膝 15g　　制乳没各 5g

血　竭 5g　　　　　　　　　　　　　　　　　　**7 剂**

二诊（2015-08-21）：LMP 2015-08-14，少腹隐痛较前缓解，经量仍少。经后期，治宜滋肾养血调冲。

菟丝子 20g　　熟地黄 15g　　当　归 15g　　炒白芍 10g

川　芎 5g　　　女贞子 15g　　墨旱莲 15g　　党　参 15g

炒白术 10g　　五味子 5g　　　远　志 6g　　　**7 剂**

三诊（2015-08-28）：服上药后，便溏。经间期，治宜温肾活血调冲。上方加砂仁 3g（后下）、鹿角片 10g（先煎）、红藤 30g、梅花 5g。7 剂。

四诊（2015-09-04）：大便实，日间尿频。经前期，治宜补肾健脾调冲。上方去二至丸，加山药 20g、蒸萸肉 10g。7 剂。

分期论治 3 个月后，经量增多，复查三维彩超提示宫腔内未见明显粘连，继续中药调理，予以巩固。LMP 2015-12-05。2015-12-17 彩超提示卵泡发育可，指导同房，同时治宜补肾健脾调冲，维持黄体功能。

五诊（2016-01-02）：阴道点滴出血，色黑，伴腰酸，下腹坠胀，胃纳一般，二便调，夜寐安，舌淡红苔薄白，脉细滑、尺脉弱。查 HCG 83.9mU/ml，P 27.74ng/ml。治宜补肾益气固胎。

| 菟丝子 30g | 桑寄生 15g | 续　断 15g | 杜　仲 15g |
|---|---|---|---|
| 苎麻根 30g | 黄　芪 20g | 太子参 15g | 炒白术 10g |
| 苏　梗 10g | 砂　仁 3g（后下） | | **7 剂** |

同时予黄体酮针 40mg、每日 1 次，隔日监测 HCG（数值翻倍）正常，P > 25ng/ml。2016-01-15 彩超提示宫内早孕，阴道仍有少量流血伴恶心。继续中药保胎。2016-02-01 阴道流血止，复查彩超提示宫内早孕见胎心。2016-08-29 剖宫产一女婴，母女平安。

**医案分析**　原因不明复发性流产属中医"滑胎""数堕胎"等范畴。中医认为，胚胎全赖母体肾以系之，气以载之，血以养之，冲任以固之，若肾虚，封藏失职，冲任不固，胎失所系，则屡孕屡堕。故"肾虚"是发病之本，"冲任不固"是主要机理。柯老师提出从"治未病"思想探讨原因不明复发性流产的序贯疗法：

未病先防，孕前以补肾调冲为主，施以分期论治，临证自拟"补肾调冲方"，由菟丝子、熟地黄、当归、枸杞子、蒸萸肉、鹿角霜、党参、炒白术、山药、五味子、远志组成。方中菟丝子、熟地黄为君药，菟丝子补肾益精、固摄冲任，熟地黄大补肾精而充养天癸；当归、枸杞子、蒸萸肉补肝肾、益精血，再加鹿角霜血肉有情之品，既可补肾助阳，又入冲任督三脉，即所谓"肾旺自能荫胎"，党参、炒白术、山药益气健脾，以后天脾胃生化之气血滋养先天之精，共为臣药。《傅青主女科》曰："胞胎系于肾而连于心，肾气固则交于心……此胞胎之所以欲坠而不得也。"故佐以五味子、远志交通心肾。同时施以分期论治：经后期滋肾养血调冲，经间期温肾活血调冲，经前期补肾健脾调冲，月经期养血活血调冲。如此调养 3～6 个月，使得肾气充盛，冲任通调，促精成孕。

已病防变，孕后以补肾固胎为主，予以辨证论治，临证自拟"补肾固胎方"，由菟丝子、桑寄生、续断、杜仲、太子参、炒白术、苏梗、砂仁组成。此方较"补肾调冲方"加重了菟丝子的用量，加强其补肾填精之力；桑寄生、续断、杜仲3味共用补肾强腰以系胎，太子参、炒白术培后天以养先天，共为臣药；苏梗、砂仁理气安胎，静中有动，为佐使药。同时予以辨证论治，佐加滋阴、清热、宁心、止血安胎等法。如此调养至孕3个月或前次堕胎之时，使得肾气得养，冲任得调，固护胎元。

柯老师强调除了药物治病安胎外，还要遵循前人对孕妇提出的防漏安胎三字决——"调情志，慎起居，适劳逸，节嗜欲，戒房事"，才能保证足月顺产。

**问题** 本案不用鹿角霜，而用鹿角片，是何意？

**解答** 两药虽同出一物，但鹿角霜具有收敛之性，而鹿角片兼有活血散瘀之功，本案患者肾虚夹瘀，故用鹿角片。

**问题** 本案已用乳香、没药，为何还用血竭这一味药？

**解答** 血竭，药性甘咸平，归肝经，《本草纲目》记载"乳香、没药虽主血病，而兼入气分，此（血竭）则专于血分者也"，同时又能破积血，生肌止痛，有促使创面愈合之功，故用于本案，有利于子宫内膜的修复。

# 产后恶露不绝（1则）

姓名：周某　性别：女　年龄：37岁　初诊：2019-03-04

患者人工流产术后 13 天，阴道流血淋漓不止、量少、色黑，无腹痛，复查血 HCG 410.6mU/ml，阴道 B 超提示宫腔内异常回声 22mm×16mm×6mm，纳寐可，二便调，舌淡红苔薄白，脉涩。

证属瘀血内阻，治宜活血化瘀消癥。

| | | | |
|---|---|---|---|
| 当归 30g | 川 芎 15g | 莲房 30g | 醋香附 10g |
| 桃仁 10g | 益母草 30g | 水蛭 6g | 炙甘草 5g   **7 剂** |

二诊（2019-03-12）：复查血 HCG 67.2mU/ml，阴道 B 超提示宫腔内异常回声 16mm×9mm×6mm，阴道仍有少量流血，舌脉同前。再宗前意，原方加三棱 10g、莪术 10g。7 剂。

三诊（2019-03-21）：复查血 HCG 22.0mU/ml，上方续服 7 剂。

四诊（2019-03-29）：复查阴道 B 超提示子宫附件未见明显异常。1 周后复查血 HCG 阴性，阴道流血止。

**医案分析**　流产后宫腔残留是妇科常见病、多发病，中医典籍虽无此专说，但根据其临床表现，可归属于"产后恶露不绝""胞衣不下"等范畴。柯老师认为，流产后胞衣残留，留瘀为患，瘀阻胞络，新血不能循常道，故见阴道流血淋漓不止，"瘀血"是其主要病因。柯老师常用佛手散加味。佛手散出自《普济本事方》，由当归、川芎组成，关键在于重用，处方中当归 30g、川芎 15g，加莲房 30g，对出血多者亦用之无妨。现代药理研究证实，当归对子宫具有抑制兴奋、加强收缩的双重功能，三药配伍能起到缩宫止血及类似清宫样作用。《医宗金鉴》谓："命名不曰归芎，而曰佛手者，谓此方治妇人胎前、产后诸疾，如佛手之神妙也。当归、川芎为血分之主药，性温而味甘辛，以温能和血，甘能补血，辛能散血也。"同时酌加益母草、桃仁等，使瘀去新血归经。因患者血 HCG 水平仍高，宫腔残留物仍有活性，故加水蛭、三棱、莪术，以增强破血逐瘀之功。

**问题** 水蛭破血逐瘀，若久服，是否需要予补药佐之?

**解答** 虽然张锡纯认为水蛭"为其味咸，故善入血分；为其原为噬血之物，故善破血；为其气腐，其气味与瘀血相感召，不与新血相感召，故但破瘀血而不伤新血；且其色黑下趋，又善破冲任中之瘀。盖其破瘀血者乃此物之良能，非其性之猛烈也"，但水蛭毕竟是一味化瘀之峻品，若久服，应予补药佐之。

# 盆腔炎（1 则）

姓名：高某　性别：女　年龄：44 岁　初诊：2018-09-03

患者 2016 年因"腹痛待查"在上海市第五人民医院行"腹腔镜联合剖腹探查术＋阑尾切除术"，术后考虑盆腔炎性疾病。半月前因"下腹痛伴发热"就诊于本院，阴道 B 超提示盆腔两侧液性肿块（左、右侧分别见 40mm×39mm×36mm、82mm×52mm×49mm，输卵管积液？），血象偏高，西医予抗感染治疗及腹腔穿刺引流。刻诊：时感腹痛，无发热，纳寐可，二便调，舌暗红苔黄，脉滑数。

证属湿热瘀阻，治宜清热利湿、化瘀止痛。

| | | | |
|---|---|---|---|
| 金银花 15g | 白　芷 9g | 皂角刺 10g | 当　归 10g |
| 赤　芍 10g | 薏苡仁 30g | 冬瓜子 30g | 大血藤 30g |
| 败酱草 30g | 路路通 15g | 水　蛭 6g | 甘　草 5g　**7 剂** |

二诊（2018-09-10）：复查阴道 B 超提示盆腔右侧混合性肿块 85mm×61mm×55mm，腹痛缓解。守方再进约 1 个月。

三诊（2018-10-05）：复查阴道 B 超提示盆腔右侧混合性肿块 52mm×43mm，劳累后感少腹隐痛，伴腰酸，舌暗红苔薄白，脉细。证属气虚湿瘀，治宜益气利湿、化瘀消癥。上方去金银花、败酱草，加黄芪 20g、三棱 10g、莪术 10g、续断 15g。7 剂。

四诊（2019-01-07）：按上方加减调理 3 个月，复查阴道 B 超提示盆腔右侧混合性肿块 34mm×15mm，腹痛基本消除。

半年后复查阴道 B 超，提示盆腔右侧混合性肿块 15mm×7mm，随访 1 年内未复发。

**医案分析**　柯老师认为，盆腔炎以"湿、热、瘀、虚"为主，病程长，迁延难愈，易复发。初诊时，湿热瘀阻之象较重，故先治以清热利湿、化瘀止痛，用仙方活命饮加减。方中大血藤、败酱草、薏苡仁、冬瓜子增强清热解毒、利湿排脓之功；路路通之作用在于通利，故无论滞气、瘀血、停痰、积水，均可用之以为开路先锋；水蛭破血通经、逐瘀消癥，皂角刺性极锐利、消肿排脓，二药伍用，引经入络，直达病所。调理约 1 个月后，腹痛缓解，劳累后易发作，遂改益气利湿、化瘀消癥之剂。中医素有"久病多虚，久病必瘀"之说，故在加用三棱、莪术的同时，重用黄芪。柯老师认为，对于盆腔炎，配合中药保留灌肠，则事半功倍。

**问题**　临床使用三棱、莪术，需要注意什么？

**解答**　张锡纯谓："三棱、莪术，若治陡然腹胁疼痛，由于气血凝滞者，可但用三棱、莪术，不必以补药佐之；若治瘀血积久过坚硬者，原非数剂所能愈，必以补药佐之，方能久服无弊。或用黄芪六钱，三棱、莪术各三钱，或减黄芪三钱，加野台参三钱，其补破之力皆可相敌，不但气血不受伤损，瘀血之化亦较速，盖人之气血壮旺，愈能驾驭药力以胜病也。"

# 乳痈（1则）

姓名：吴某　性别：女　年龄：28岁　初诊：2020-04-28

患者产后10个月余，左侧乳房胀痛1天，伴高热，便秘，小便调，纳寐一般，舌红苔薄黄，脉弦数，外院乳腺彩超未见明显异常，血象高，予抗感染治疗。

证属气滞热壅，治宜清热消肿、理气通乳，同时配合手法通乳。

| | | | |
|---|---|---|---|
| 蒲公英30g | 夏枯草15g | 金银花15g | 皂角刺10g |
| 白　芷9g | 醋香附10g | 路路通10g | 王不留行10g |
| 漏　芦10g | 北柴胡10g | 黄　芩10g | 甘　草5g |
| 生大黄10g（后下） | | | **3剂** |

二诊（2020-04-30）：服药后，热退，乳房仍感胀痛。续服3剂后，症状消失。

**医案分析**　中医学将哺乳期乳腺炎归属"外吹乳痈"范畴，乃乳汁淤积，乳络阻塞结块，淤久化热酿脓而成痈肿。根据患者临床表现及舌脉，证属气滞热壅。柯老师自拟通乳方，方中蒲公英、夏枯草、金银花清热解毒，蒲公英为治乳痈要药；皂角刺消肿散结；且乳房属胃，乳头属肝，白芷入足阳明胃经，芳香通窍，香附入足厥阴肝经，理气止痛，与王不留行、路路通、漏芦配伍，活血通经，下乳消痈；柴胡、黄芩二药相伍为用，既可疏调肝胆之气机，又可清泻内蕴之湿热，清解气分热结甚妙；生大黄为大苦大寒之品，可泻下攻积，加强清热泻火之力。全方共奏清热消肿、理气通乳作用。

**问题** 手法通乳的中医理论依据是什么？

**解答** 手法通乳是在经络腧穴理论指导下，通过推、揉、压、按等手法对乳房及相应穴位进行按揉的中医外治法。反复疏理乳络，复提乳头，乃因"乳房，阳明所经；乳头，厥阴所属"，肝胃经络通，则乳络自通，乳络通则积乳易排，积乳排则乳滞自除。

**问题** 在急性乳腺炎的诊治过程中，需要注意什么？

**解答** 急性乳腺炎具有发病急、传变快、易成脓的特点，治疗须紧扣早期尚在气滞热壅的阶段，以"消"为贵，以"通"为主，及时畅通乳络，疏理气机。中药口服配合手法通乳对本病多有桴鼓之效。

# 癥瘕（1则）

姓名：卢某　性别：女　年龄：33岁　初诊：2019-11-24

患者1个月前体检发现子宫多发肌瘤，大者约16mm×16mm×11mm，平素经量一般、色暗红、夹血块，少许痛经，经前偶感乳房胀，时便秘、时便溏，小便调，纳寐可，舌淡红苔薄白，脉弦涩。LMP 11月7日，量及性状同前。

证属气滞血瘀，治宜理气活血、化瘀消癥。

| 桂　枝 9g | 茯苓 10g | 桃　仁 10g | 白　芍 10g |
| 牡丹皮 10g | 三棱 10g | 莪　术 10g | 醋香附 10g |
| 川牛膝 15g | 红枣 10g | 炙甘草 5g | **7 剂** |

二诊（2019-12-01）：患者月经将至，上方改白芍为赤芍，加益母草 15g。7 剂。

三诊（2019-12-15）：LMP 12 月 4 日，经行血块减少，无明显痛经，大便偏稀。原方加党参 15g、山药 20g。14 剂。

四诊（2019-12-29）：服药后，大便实。

按上方加减调理 4 个月，复查阴道 B 超提示子宫多发结节，大者约 8mm×8mm。患者要求暂停中药观察，遂以桂枝茯苓丸善后，嘱定期复查。

**医案分析** 血瘀是癥瘕的主要原因。血瘀的形成，常见有气滞、痰湿、湿热、肾虚等，故柯老师认为审证求因十分重要，辨析明确后，方能达到化瘀消癥的疗效。针对气滞血瘀证，柯老师常用《金匮要略》桂枝茯苓丸加味，有活血化瘀、缓消癥块的作用，加三棱、莪术活血通经消癥（三棱破血中之滞，莪术逐气分之瘀），川牛膝活血祛瘀、引药下行、直达病所。诸药合用，理气活血、化瘀消癥，使血流畅通，癥块自消，月经自调。

**问题** 三诊时加党参、山药，用意何在？

**解答** 癥瘕一病，难求旦夕之效，长期使用活血化瘀之品，易耗损元气，加党参、山药不仅可以健脾胃、实大便，还可以调元气。

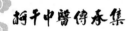

# 肿瘤（12则）

姓名：李某　性别：男　年龄：56岁　初诊：2019-09-04

发现肺癌4个月余。患者4个月前因咳嗽于我院检查发现肺癌，现口服靶向药物年余，目前咳嗽无痰，无咳血。纳眠可，二便调。舌红苔少，脉细。

| | | | |
|---|---|---|---|
| 白毛藤 30g | 藤梨根 30g | 半枝莲 30g | 白花蛇舌草 30g |
| 薏苡仁 30g | 茯　苓 15g | 山　药 30g | 玄　　参 10g |
| 桔　梗 10g | 陈　皮 6g | 法半夏 10g | 炙　甘　草 6g　10剂 |

二诊（2019-09-16）：服药后咳嗽有缓，夜尿多。纳眠可。舌淡红，苔薄白，脉细。原方去玄参，加五味子5g、桑螵蛸10g。10剂。

三诊（2019-09-30）：服药后症状较前减轻，睡眠欠佳。纳可，大便可。舌淡红苔薄白，脉细。上方加益智仁10g。14剂。

此后，以白毛藤、藤梨根、白花蛇舌草、半枝莲、薏苡仁、茯苓、山药、陈皮、法半夏、炙甘草、五味子加减间断调理至2020年6月（截稿前），未出现复发。

**医案分析**　本案系肺癌服靶向药物治疗患者，反复咳嗽无痰，脉弦细。肺为贮痰之器，脾为生痰之源。气阴两虚，复以靶向药物攻伐，正气更虚，肺失宣降，故咳嗽反复。方中白毛藤、藤梨根、白花蛇舌草、半枝莲均为抗邪之品，桔梗、陈皮、法半夏、茯苓、炙甘草、薏苡仁为二陈汤化裁，以温化陈痰，山药、玄参以养肺阴。二诊，服药后咳嗽有缓，夜尿多，舌淡红，苔薄白，脉细，去玄参，加五味子、桑螵蛸补肾缩泉。

**医话** 桑螵蛸为螳螂的卵壳，连缀桑枝东畔者良，故名桑螵蛸。比较有名的方子桑螵蛸散（桑螵蛸、远志、龙骨、菖蒲、人参、茯神、当归、龟甲）就善治小便频数，心神恍惚，瘦悴食少。

**感悟** 肺癌乃多种因素诱发，堵塞气机，致痰、瘀、毒兼夹，发为癥结，进一步耗损正气，使正气疏发愈加不畅；正气亏耗，无力祛邪外出，邪毒更甚，反复发作。扶正祛邪是治疗的原则，在这一基础上，或侧重扶正，或侧重祛邪，或扶正祛邪同时进行，医者需明辨标本，进退有度，运用中医的思维，不忘兼顾西医诊疗后遗之症。

姓名：何某　性别：男　年龄：66岁　初诊：2019-12-17

患者1年前在外院行肺癌手术，术后口服靶向药出现手指痛，咳嗽，痰白少，气促，纳眠可，二便调。舌质红苔黄，脉细数。

诊断：肺癌（气阴不足证）。治宜养阴益气，扶正祛邪。

---

北沙参 10g　麦冬 10g　藤梨根 30g　白花蛇舌草 30g

桔　梗 10g　茯苓 15g　薏苡仁 30g　浙　贝　母 10g

天花粉 10g　玄参 10g　法半夏 10g　陈　　皮 6g　**14剂**

---

二诊（2019-12-31）：诉近日口腔溃疡，手指疼痛、咳嗽咳痰有缓，偶有气促，纳眠可，二便调。舌红少苔，脉细数。原方加知母10g。14剂。

按原治则调和脾胃，此后临证治疗至2020年11月前未见癌症

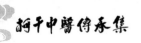

复发或转移。

医案分析 肺癌术后，正气虚衰，复有药毒，阻塞经络，故出现手指痛，气机不畅，咳嗽白痰，气促。治法拟扶正祛邪，养阴益气。拟"麦门冬汤"化裁。方中麦冬、沙参，甘凉清润，既养肺胃阴，又能清肺胃虚热。辅以天花粉、玄参、桔梗，清润生津；茯苓、薏苡仁益气养胃，乃"培土生金"之法；佐以陈皮、半夏、浙贝母降逆下气，化其陈痰，又使麦冬、沙参滋而不腻；藤梨根、白花蛇舌草清热解毒。二诊出现口腔溃疡，知胃阴不足、虚火上炎，加知母滋阴降火。

医案三

姓名：洪某　性别：女　年龄：71 岁　初诊：2017-12-10

患者 9 个月前在我院行肝癌经导管动脉化疗栓塞术（TACE），现无明显诱因出现下腹胀，目黄，小便带血。纳眠可，小便不利。舌淡红，苔黄厚，脉弦细。

诊断：肝恶性肿瘤（湿热内蕴证）。治以清热利湿。

| | | | |
|---|---|---|---|
| 茵　　陈 20g | 炒麦芽 20g | 生姜皮 5g | 盐车前子 10g |
| 泽　　泻 10g | 冬瓜皮 30g | 桑白皮 10g | 薏 苡 仁 30g |
| 炒莱菔子 10g | 葶苈子 10g | 茯苓皮 15g | 陈　　皮 6g |
| 大 腹 皮 10g | 虎 杖 30g | 大 黄 5g | **5 剂** |

二诊（2017-12-16）：患者诉下腹胀痛不明显，目黄较前消退，纳眠可，小便仍有血。舌淡红，苔黄厚，脉弦细。原方去泽泻，加白茅根 30g。7 剂。

此后无尿血，腹胀偶有反复，前后治疗达 2 年余，症情稳定。

**医案分析**　本案患者出现下腹胀，目黄，小便带血，小便不利，舌淡红苔黄厚，脉弦细，为湿热内蕴之证，治以清热利湿。用五子五皮饮加减行气化湿、利水消肿，茵陈、虎杖、大黄清肝胆湿热，泽泻、薏苡仁清下焦湿热，炒麦芽健脾开胃、行气消胀。五子五皮饮出自徐灵胎《医略六书》，具有健脾化湿、理气消肿之功，可用于气滞水肿，由苏子、葶苈子、桑白皮、大腹皮、莱菔子、车前子、陈皮、地肤子、茯苓皮、生姜皮组成。

**问题**　肝癌治则是什么呢？

**解答**　肝癌早期，如湿热之邪以在脾、在气分为主，所用药物则以入脾、入气分为主。如苍术、薏苡仁、茯苓、白花蛇舌草、垂盆草、紫金牛等，并配以行气药，如佛手、八月札等行气以利湿。随着病程进展，除了气分湿热证外，患者往往出现血分症状，如口干、牙龈出血、舌质深红等血瘀、血热症状，这时除用上述气分药外，需加用活血凉血药，如丹参、郁金、茜草、虎杖根、黄芩等以活血利气，才能更好地清除湿热之邪。如湿热之邪偏居于中下焦，则用药上要注意因势利导，给邪以去路。中下焦湿热邪气的常用出路主要有3条：一是胆道，二是小便，三是大便。所以临证时需要依据症状表现分别予利胆或通利二便的药物。利胆常用柴胡、郁金、栀子、金钱草、制大黄；利小便常用猪苓、泽泻、冬瓜皮、大腹皮等；通大便用生大黄。

**问题**　肝癌日久，屡用清热利湿药物却不能取效，怎么办？

**解答**　主要是没有把握好扶正祛邪之间的比例。有些时候，一味祛邪不但不能取效，还徒伤正气。祛邪之药需借正气方显祛邪之功。根据病情适当配伍健脾养肝补肾类的扶正药物，使得邪去而不伤正。在扶正药物的选择上，注意阴阳动静搭配，滋而不腻，扶正而不敛邪。

姓名：王某　性别：女　年龄：65 岁　初诊：2019-07-26

患者 4 个月前在我院行肝癌手术，术后自觉乏力、口苦，纳眠可，二便调。既往有"降结肠癌"病史，舌淡红苔黄腻，脉弦数。

诊断：肝癌术后（肝胆火旺）。治以柔肝降火。

| | | | |
|---|---|---|---|
| 藤梨根 30g | 半枝莲 30g | 虎杖 30g | 白花蛇舌草 30g |
| 苍　术 10g | 薏苡仁 30g | 茯苓 15g | 当　归 10g |
| 川　芎 10g | 北柴胡 10g | 郁金 10g | 灵　芝 10g　　**10 剂** |

二诊（2019-08-05）：患者诉口苦、乏力较前好转，纳眠一般，二便可。舌淡红苔黄腻，脉弦。此后原方间断调理 3 个月后，复查甲胎蛋白（AFP）、肝功能均无异常。

**医案分析**　患者肝癌手术后，自觉乏力、口苦，纳眠可，二便调，舌淡红苔黄腻，脉弦数，乃肝胆火旺之象。柯老师运用"柴虎汤"加减治疗。柴虎汤具有疏肝利胆、清热利湿之功效，方中虎杖、北柴胡、郁金柔肝疏肝，苍术、薏苡仁、茯苓实脾利湿，藤梨根、白花蛇舌草、半枝莲清热解毒，灵芝补养气血。

**问题**　苦为心之味，舌为心之苗，口苦为何多从肝论治？

**解答**　《素问》云："口苦者，病名为何？何以得之？……病名曰胆瘅。"《灵枢》又指出："胆液泄则口苦。"胆汁是"肝之余气泄于胆，聚而成精"。肝气郁滞，可以影响胆汁疏利，而胆腑郁热影响肝气疏泄，肝胆气滞，肝胆湿热，则出现口苦。而心火上炎所致之口苦，常伴有面红耳赤、头痛、目赤、小便色黄的表现。不能混为一谈，更不能以偏概全。

**感悟**　癌症与古代所描述的"积""痞"等气血积聚型疾病相似，如肝癌，《难经》载："肝之积名曰肥气，在左胁下，如覆杯，有头足。"一般认为，肝癌属本虚标实之证。本虚即气血不足，正气亏损；标实即邪气内蕴，血瘀火毒。发病之初多为肝郁脾虚，气血瘀滞，日久则气郁化火，湿热内生而致火毒内蕴，血瘀气壅，痹阻不通，故见积块、黄疸、臌胀等。

姓名：成某　性别：女　年龄：60岁　初诊：2015-08-28

患者肝癌术后3年，乏力、口苦，纳可，夜寐尚可，二便调。面色萎黄，舌淡红，苔薄白，脉细弦。

| | | | |
|---|---|---|---|
| 灵　芝15g | 虎杖30g | 矮地茶30g | 藤　梨　根30g |
| 薏苡仁30g | 茯苓15g | 陈　皮6g | 白花蛇舌草30g |
| 柴　胡10g | 郁金10g | 蜜黄芪30g | 三　叶　青10g |
| 法半夏10g | | | **14剂** |

二诊（2016-08-22）：患者服药后症状缓解，遂于当地按原方继续调理至今。现患者症状较前明显缓解，夜寐安，胃纳可，二便调，要求中药进一步治疗。舌淡红，苔薄白，脉细数。上方去陈皮、白花蛇舌草、郁金、三叶青，加太子参15g、预知子10g、浮小麦30g。14剂。

其后，一直用上方加减，调理至今。

**问题**　柯老师，中医治疗肝癌的关键点是什么？

**解答**　肝癌的发生，多因气、血、湿、热、瘀、毒等互结日久而成，所以临床治疗当从这几个方面去分析（同时，病位在肝）。

首先，多因情志久郁，气滞则影响气血津液的运行，日久则出现气滞湿阻，湿阻日久则生热，气行不畅则会影响血液运行，发为瘀血。气行不畅导致的各种阻结的病理产物，反过来又加重阻碍气的循行，恶性循环，久则发为毒聚，癌肿形成。所以治疗上，尤其是术后，要注意疏肝理气及清肝胆湿热，兼清热解毒，祛邪扶正。

**问题** 柯老师，本案可用龙胆泻肝汤代替柴虎汤来清肝胆湿热吗？

**解答** 不可。柴虎汤由柴胡、郁金、垂盆草、虎杖、矮地茶、苍术、薏苡仁、茯苓、麸枳壳、八月札、甘草组成，主要功效是疏肝利胆、清热利湿，主治肝郁湿热证。然而，龙胆泻肝汤主要针对肝胆实火证、肝经湿热下注证。若将柴虎汤换为龙胆泻肝汤，则会更伤已虚之正气，作用相对单一。肝癌往往由诸多因素导致，有多种证、症同时并存的特点，所以选方用药作用要广，故选柴虎汤更妥当。

姓名：包某　性别：男　年龄：26 岁　初诊：2021-03-31

患者6个月前行结肠恶性肿瘤术，现化疗刚结束，现腰背疼痛，下肢乏力，无恶心呕吐等，纳寐尚可。舌红苔黄厚，苔中后剥，脉细数。

| | | | |
|---|---|---|---|
| 茵　陈 30g | 虎　杖 30g | 矮地茶 30g | 麸炒苍术 10g |
| 藤梨根 30g | 薏苡仁 30g | 茯　苓 30g | 麸炒枳壳 10g |
| 姜半夏 10g | 陈　皮 6g | 生白术 10g | 半枝莲 30g　**10剂** |

二诊（2021-04-13）：患者服药后腰痛缓解，仍有下肢乏力。舌

淡红苔厚白，脉细。原方加蒺藜 10g。14 剂。

三诊（2021-04-28）：患者服药后腰痛、双下肢酸软乏力均明显好转。舌淡红苔薄白，脉细。上方再加炙黄芪 30g、当归 10g。14 剂。

此后间断调理，无他症。

**医案分析**　初诊时化疗术后恢复期，体质虚弱，久病耗伤正气，运化失常，脾气耗伤无以生血，血虚新血不生，血瘀于内，留滞不通则痛；久病肝郁不达，肝脾失调，气机阻滞而脉络壅塞，故下肢乏力。病因属正气不足，加之肝气失于畅达，治以益气健脾，调肝疏肝，化瘀解毒。茵陈、虎杖、矮地茶去肝胆湿热，二陈汤去脾胃痰湿，白术健脾利湿，半枝莲、藤梨根化瘀解毒。

**问题**　患者腰痛，为何无一味治腰痛的药物？

**解答**　刘渡舟先生在《伤寒论十四讲》中提出过"抓主证"的思想，即主证消除，诸症消失。患者初来湿热较重，阻碍气机运化，通过清热祛湿的方法，气机通畅，通则不痛。

**问题**　二诊时加蒺藜是何故？

**解答**　蒺之言疾，藜之言利。《神农本草经》云："味苦，温，无毒。治恶血，破癥结，积聚。"蒺藜是能补能泻的一味药。二诊时，患者腰痛虽有缓解，但是基础疾病仍需兼顾。三诊时加上炙黄芪、当归益气养血，以扶正气。

**感悟**　结肠癌可归属中医"肠覃""伏梁""肠风下血""锁肛痔""便血"等范畴。肝失条达，横逆碍脾，气失调摄，气机走窜失和，水液运化失司，津失输布，下注肠腑，气结湿聚痰凝，日久化生癌肿。《外科正宗·脏毒论》云："生平情性暴急……蕴毒结于脏腑，火热流注肛门，结而为肿。其患痛连小腹，肛门坠重，二便乖违，或泻或秘，肛门内蚀，串烂经络，污水流通大孔，无奈饮食不餐，作渴之甚，凡犯此未得见其有生。"

## 医案七

姓名：程某　性别：男　年龄：60岁　初诊：2019-12-04

患者2年前在外院行鼻咽癌放疗，目前出现口干，无发热，纳眠可，二便调。舌红苔薄白，脉细。

诊断：鼻咽恶性肿瘤（阴虚火旺）。治以养阴降火，扶正祛邪。

| | | | |
|---|---|---|---|
| 北沙参10g | 麦　冬10g | 知　母10g | 天　花　粉10g |
| 藤梨根30g | 半枝莲30g | 苍耳子10g | 白花蛇舌草30g |
| 辛　夷10g | 玉　竹20g | 石　斛10g | 莴　　根30g **7剂** |

二诊（2019-12-11）：患者服药后口干有缓，3天前出现咳嗽，痰黄，纳眠可，二便调。舌淡红，苔薄白，脉细。原方去石斛、麦冬、玉竹，加鱼腥草30g、竹茹10g、法半夏10g。7剂。

**感悟**　中医学中没有鼻咽癌名称，据其临床表现可归属于"失荣""鼻渊""上石疽""控脑砂"等范畴。如明代《外科正宗》就说："失荣者，先得后失，始富终贫，亦有虽居富贵，其心或因六欲不遂，损伤中气，郁火相凝，隧痰失道停结而成。"说明该病是先得后失，始富终贫，或患者虽然有钱但是怀有想得到却不能得到的失落心情，在郁闷中气损伤了，郁火相凝，然后加上"痰"的因素，而发病。当时陈实功予立二方，治疗数人，都没有完全痊愈，只能在书上写下"不夭札速死者，诚缓命药也"。

## 医案八

姓名：刘某　性别：男　年龄：39岁　初诊：2021-03-05

鼻咽癌放疗 3 个月后出现乏力，伴有颈部皮肤发干、发痒，无鼻咽部明显不适，味觉减退。舌红苔薄白中黄，脉数。

| | | | |
|---|---|---|---|
| 桔　梗 10g | 玄　参 10g | 藤 梨 根 30g | 白花蛇舌草 30g |
| 土茯苓 15g | 薏苡仁 30g | 麸炒苍术 10g | 半　枝　莲 30g |
| 浙贝母 10g | 蝉　蜕 3g | 白 鲜 皮 15g | **10 剂** |

二诊（2021-03-15）：患者服药后颈部皮肤症状稍好转，仍有乏力，眠浅多梦，纳尚可，二便调。舌淡红苔薄白，脉细。原方去蝉蜕，加炙黄芪 30g、羊乳 30g。10 剂。

三诊（2021-03-24）：患者服药后颈部皮肤症状较前好转，仍有乏力，双腋下略感疼痛，眠欠佳多梦。舌淡红苔薄白中略黄，脉细。上方加茯苓 10g、法半夏 10g、陈皮 6g。14 剂。

四诊（2021-04-07）：患者服药后颈部皮肤发干、发痒明显好转，无乏力，口干，乏味，胃纳欠佳。舌淡红苔薄白，脉细。上方去浙贝母、藤梨根、白鲜皮、炙黄芪，加虎杖 30g、矮地茶 30g、干石斛 10g、北沙参 10g。14 剂。

五诊（2021-04-26）：患者服药后皮肤不适已愈，仍口干，入睡困难，梦多。胃纳一般，舌淡红苔薄白，脉细。予上方去苍术。14 剂。

六诊（2021-05-11）：患者服药后口干缓解，上身汗多。舌淡红苔薄白，脉细。予上方加葛根 30g。14 剂。

七诊（2021-05-25）：患者服药后诉汗多已缓解，略有腰痛。舌淡红，苔薄白，脉细。予原方 14 剂。

其后，继续本方略施加减，患者无不适主诉。

**问题**　柯老师，中医治疗鼻咽癌当如何立法？

**解答** 鼻咽部古称颃颡。颈项与颃颡均为足厥阴肝经循行之处。肝气郁结，郁而化火，灼津伤液，经道阻滞，从而诱使鼻咽癌发生。所以，强烈持续的情志失调是鼻咽癌变的促成因素。张子和曰："积之始成也，或因暴怒喜悲思恐之气。"《外科真诠》谓鼻咽癌系"由忧思、恚怒、气郁、血逆与火凝结"而成。但正气亏虚是鼻咽癌发生的前提。肝郁化火，结痰、生瘀是鼻咽癌的基本病机特点。所以中医当以"益气和营，理气解郁、清热解毒、化痰散结"为鼻咽癌的基本治疗大法。

**问题** 柯老师，针对此患者就诊过程中前后出现的"乏力、皮肤瘙痒发干、口干、出汗、寐浅梦多、苔黄、脉数"等多变的临床表现，治疗的主要思路是什么？

**解答** 临床诊病要牢记透过现象看本质，切不可在错综复杂的表象中迷失方向。该患者虽临床表现症状繁多，但万变不离其宗，均是正气虚弱、热毒内灼、津液耗伤的表现。本案患者为鼻咽癌放疗术后，正气大虚，放射线亦为"热毒"之邪，易耗气伤津，同时，疾病本身也有郁而化热的病机特点，所以会出现乏力、皮肤发干、口干、出汗、苔黄、脉数等，皆为邪热耗气伤津的表现；邪热易扰动心神，轻则出现睡眠欠安，故此患者出现寐浅梦多症状。因此，该患者治疗上须以益气养阴、清热解毒、扶正祛邪为主要诊治思路。

**医案九**

姓名：林某　性别：女　年龄：54岁　初诊：2020-09-14

膀胱癌术后3个月余，术后自觉乏力、心悸。现纳眠一般，二便调。舌暗红苔薄白，脉细。

炙黄芪 30g　当　归 10g　丹　　参 15g　白花蛇舌草 30g

土茯苓 15g　藤梨根 30g　南方红豆杉 3g　陈　　皮 6g

焦六神曲 10g　山楂炭 10g　太　子　参 15g　　　**10 剂**

二诊（2020-09-28）：患者服药后心悸稍好转，纳眠一般，二便可。舌淡红苔薄白，脉细。上方加温山药 30g。14 剂。

三诊（2020-10-28）：患者服药后症状明显好转，纳眠一般，二便可。近期测血糖略偏高。舌淡红苔薄白，脉细。上方加麸炒苍术 10g、玄参 10g。14 剂。

**问题**　柯老师，此患者为膀胱癌术后，乏力、心悸，故为术后气血大伤，气血两虚，治疗可否先扶正暂不祛邪？

**解答**　患者虽为癌病术后，但邪未尽趋，且邪结日久伤正，目前当为正虚邪恋的阶段，所以治疗原则当为扶正祛邪，不宜单用补益。另外，此病例属慢性病范畴，故临床治疗用方当稳，注意沉着守方，不能毫无定见，换药频繁。

**问题**　柯老师，膀胱癌的诊疗应注重哪些点？

**解答**　膀胱癌多责之于气滞、痰凝、湿滞、瘀血、毒聚等，所以治疗过程中当注意理气、化痰散结、化瘀解毒等药的应用，同时，解毒当贯穿全程，恢复后期注意补虚扶正为主要治疗方向。

姓名：卢某　性别：女性　年龄：70 岁　初诊：2006-12-09

患者左乳肿块术后月余，目前感瘰差，乳房稍胀，腰痛不适，纳呆，二便调。舌淡红苔黄厚，脉弦。

诊断：乳岩（肝郁痰凝）。治拟疏肝解郁，化痰散结。

| 薏苡仁 30g | 佛手 10g | 茯苓 15g | 白花蛇舌草 15g |
|---|---|---|---|
| 猪苓 15g | 灵芝 20g | 丹参 20g | 预知子 10g |
| 羊乳 30g | 藤梨根 30g | 赤芍 10g | 半枝莲 30g |
| 太子参 20g | 炙黄芪 40g | 木瓜 10g | 续断 15g |
| 焦六神曲 10g | 酒地龙 10g | 防风 6g | 盐补骨脂 10g **14 剂** |

调理 2 周后，自觉纳寐均有改善，自行停药月余，后因再度失眠，电话联系柯老师，嘱原方再进 2 周。此后多次就诊调理，至今约 15 年，无复发、转移，尚能自行到院复诊。

**医案分析** 患者平素忧思郁怒，七情内伤，则肝脾气逆，肝郁则气血瘀滞，脾伤则痰浊内生，痰瘀互结，经络阻塞，结滞于乳房而成疾；术后，脾胃气虚，故纳呆；胃不和则卧不宁，故失眠。方中太子参、炙黄芪扶正气，白花蛇舌草、羊乳、半枝莲祛邪解毒，薏苡仁、猪茯苓健脾化湿，丹参、赤芍活血凉血化瘀，佛手、焦六神曲理气开胃，木瓜、酒地龙、防风、续断、盐补骨脂补肾气、强筋骨，灵芝养心安神。

**感悟** 乳岩的发生总不外乎六淫内侵，肝脾气郁，冲任不和，脏腑功能失调，以致气滞血瘀、痰凝、邪毒结于乳络而成。朱丹溪指出乳岩乃"忧怒郁闷，昕夕积累，脾气消阻，肝气横逆"所致。

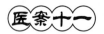

姓名：金某　性别：女　年龄：57 岁　初诊：2018-10-01

患者 4 年前在外院行卵巢癌手术，术后化疗，现结束化疗，术后反复大便次数增多，一日 5～6 次，质稀。纳眠可，二便调。舌暗红苔薄白，脉弦细。

诊断：卵巢癌术后（脾胃气虚夹瘀）。治以补益脾胃，解郁活血。

---

红豆杉 3g　藤梨根 30g　薏苡仁 30g　白花蛇舌草 30g

炙黄芪 30g　太子参 15g　陈　皮 6g　茯　苓 15g

川　芎 10g　半枝莲 30g　温山药 30g　当　归 10g　**10剂**

---

二诊（2018-10-30）：患者自诉大便次数一日 3 次，质稍成形，3 天前外出不慎受凉后出现右肩疼痛，纳眠可。舌淡红，苔薄白，脉细。原方加片姜黄 10g。14 剂。

**医案分析**　患者术后正气受损，无力推动血液循环，形成血瘀，可见舌色暗红。方中炙黄芪、太子参补益正气；红豆杉、白花蛇舌草、藤梨根、半枝莲祛邪；薏苡仁、茯苓、温山药、陈皮健脾利湿止泻；当归、川芎养血活血。全方扶正祛邪，补益气血，行气活血，一脉连贯。服药后明显好转。

**问题**　二诊时患者肩痛，为何加片姜黄？

**解答**　片姜黄能外散风寒，内行气血，有破血行气、通络止痛、祛风疗痹之效，常用于关节不利、肩臂酸痛，对于气滞血瘀而致的胸胁脘腹疼痛也可应用。

**问题**　片姜黄和姜黄有无区别？

**解答**　片姜黄和姜黄是两种不同的中药。片姜黄是郁金的根部；而姜黄是植物姜黄的根茎，在临床上经常用来治疗气滞血瘀所引起的胸胁疼痛、胃部疼痛、下腹部疼痛。两者功效有叠加的部分，都可以活血化瘀，但在临床上应加以区分。特别需要注意的是，姜黄主要治疗胸腹部出现的疼痛，而片姜黄治疗肩膀风湿的疼痛。

**感悟**　根据发病特征及临床表现，卵巢癌属妇科杂病"积聚""石瘕""癥瘕"等范畴，多由寒凝、气滞、血瘀引起。但本案术后出现大便次数增多、质稀，乃是术后脾胃气血不和所致，在治疗原发疾病的同时要兼顾目前最突出的症状、主证。《血证论》谓："气结则血凝。"气滞、血瘀互为因果，气滞导致血瘀，血瘀又加重气滞。

## 医案十二

姓名：郑某　性别：女　年龄：49岁　初诊：2019-12-23

6个月前行卵巢癌手术，化疗8次，目前感手脚麻木，纳呆，眠可，二便调。舌淡红苔薄白，脉弦细。

诊断：卵巢癌（气虚血瘀）。

| | | | |
|---|---|---|---|
| 半枝莲30g | 红豆杉3g | 炮姜6g | 白花蛇舌草30g |
| 陈皮6g | 茯苓15g | 姜半夏10g | 砂仁3g |
| 焦六神曲10g | 炒麦芽10g | 太子参10g | **7剂** |

二诊（2019-12-30）：化疗后，查尿素氮8.15mmol/L、肌酐118.3mmol/L，纳呆，寐可，二便调。舌淡苔白，脉细。上方去炮姜、姜半夏，加当归10g、川芎5g、法半夏10g、焦山楂10g。7剂。

三诊（2020-01-06）：胃反酸，流涎，尿常规示白细胞（+），腹胀，胃口较前改善，面黄，舌淡苔薄白，脉细。上方去半枝莲、白花蛇舌草，加海螵蛸15g、浙贝母10g、灵芝10g。14剂。

四诊（2020-02-26）：偶有下腹胀，矢气后好转，流涎多，涎苦臭，纳眠一般，二便可。舌淡苔根厚，脉细。

砂　仁 3g　　焦六神曲 10g　炒麦芽 10g　太子参 10g

当　归 10g　川　　芎 10g　法半夏 10g　陈　皮 6g

山楂炭 10g　茯　　苓 15g　大血藤 30g　木　香 6g

灵　芝 15g　　　　　　　　　　　　　　　**7 剂**

五诊（2020-03-10）：患者自诉左耳鸣，肠胀气，门诊随访，血肌酐波动在 110μmol/L 左右。纳眠一般，二便可。舌淡红，苔白，脉细。上方去山楂炭、大血藤、木香，改砂仁 6g，加藤梨根 30g、红豆杉 3g。

六诊（2020-03-25）：病史同前，患者口苦口臭，纳欠佳，食之无味，眠一般，二便可。脉弦细。上方去藤梨根、红豆杉，加白花蛇舌草 30g、麸炒苍术 10g。14 剂。

**医案分析**　本例术后复受化疗讨伐，平素不知调养，体虚气血不足，无力推动气血正常运行，不能濡养手足，故手脚麻木；气血不足导致脾胃运化失常，故纳呆。方用二陈汤加减燥湿化痰，理气和中；半枝莲、白花蛇舌草、红豆杉抗癌化结；太子参、炮姜温阳补气扶正；砂仁、焦六神曲、炒麦芽醒脾开胃。此后续诊均以二陈汤加减化裁。二诊时，患者气血稍有恢复，加入当归、川芎养血行血，使气血运化更有活力。三诊诉反酸、流涎，考虑半枝莲、白花蛇舌草苦寒伤胃，故去此二味，易灵芝，另加海螵蛸、浙贝母抑胃酸。四诊，偶有下腹胀，矢气后好转，流涎多，涎苦臭，舌淡苔根厚，脉细，乃湿气入侵之故，故去红豆杉、浙贝母、海螵蛸，加山楂炭、大血藤、木香。五诊，诉左耳鸣，肠胀气，门诊随访，血肌酐波动在 110μmol/L 左右，纳眠一般，二便可，舌淡红苔白，脉细，湿气未除，故去山楂炭、大血藤、木香，加砂仁、藤梨根、红豆杉。六诊，患者口苦口臭，纳欠佳，食之无味，脉弦细，湿气内蕴结痰，故去藤梨根、红豆杉，加白花蛇舌草、苍术，以加强化湿之效。此例为典型癌症术后化疗患者，病情反复，服药时症状好转，停药时症状恢复。本案虽未彻底痊愈，但症状逐渐减轻，其间有其他症状，离不开初始之证。"百病皆因痰作祟。"本案脾胃本虚，痰湿内蕴，故运用二陈汤一以贯之，盖二陈汤善治陈痰之疾。

**问题** 三诊时，为什么去半枝莲、白花蛇舌草，加灵芝？

**解答** 三诊来时诉反酸、流涎，考虑半枝莲、白花蛇舌草苦寒有伤胃气，故去之。加用灵芝，因为灵芝除了能补气安神，还有化痰之功效；现代研究证实，灵芝对肿瘤有抑制作用，对免疫调节也有好处。

**问题** 平日用半夏恐其热燥伤津，可用其他中药代替吗？

**解答** 在此案中，用半夏化陈痰，如用他药恐难以达效。另外，俗以半夏为性燥，其实有待商榷。湿去则土燥，痰涎不生，并非半夏的性燥也。

**感悟** 所谓病来如山倒，病去如抽丝。医欲调和阴阳，非一日之功，当有大耐心，加之患有癌症，思虑未免太过，医者更加需要耐心辅导，对患者症状要明辨真伪，体质正邪倾向要心中有数，当多聆听，常常安慰。忌燥忌急。

# 肛周湿疹（1则）

姓名：汪某　性别：女　年龄：68岁　初诊：2019-10-28

肛门口红疹反复发作年余。患者1年前出现肛门口湿疹，疹色偏红，渗出较多，瘙痒不明显，排便时无疼痛，反复发作。既往体健，否认高血压、糖尿病、冠心病病史，否认过敏史。纳眠可，二便调。舌红，苔薄白，边有齿痕，脉数。

治以清热除湿。

白花蛇舌草30g　土茯苓10g　黄　　柏10g　麸炒苍术10g
薏　苡　仁30g　蒲公英15g　干鱼腥草30g　姜半夏10g
白　茅　根30g　陈　皮6g　　　　　　　　　　**10剂**

二诊（2019-11-11）：患者服药后症状稍好转。纳眠可，二便调。舌红，苔薄白，边有齿痕，脉数。予原方去姜半夏，加法半夏10g、参叶10g，共10剂。

三诊（2019-11-25）：患者诉症状好转，纳可，二便调。舌淡红，苔薄白，脉数。上方去白花蛇舌草。10剂。

**医案分析**　湿疹，中医病名为湿疮，常因禀赋不足，风、湿、热邪蕴滞体表而生；亦有饮食不节，损伤脾胃，导致运化水液失常，津液不循其经而外溢成湿。该患者肛门口红疹反复发作年余，辨病与辨证相结合，红疹样湿疹常首先考虑湿热证。患者又见舌红、脉数，皆热证表现。方以苍柏饮加减。

**问题**　柯老师，清热除湿方剂中含有大量寒凉药，如何顾护胃气？

**解答**　均当因人而异，若其人壮实，平素无脾胃疾病，纳便皆佳，且辨证为湿热证，可直下清热除湿之品，一般不必犹疑。而该患者老年女性，脾胃渐虚，加之边有齿痕，故方中再加陈皮、半夏，燥湿之时亦有温药以制寒凉。另需注意，湿疮也有辨证为脾虚湿困，脾失健运，湿邪内生而发病，此类患者当着重补益脾胃，以治病求本。

# 淋证（1则）

姓名：周某　性别：男　年龄：30岁　初诊：2020-06-03

患者1年前无明显诱因出现排尿欠畅，尿黄，尿意频，排尿时尿道灼热感，伴会阴坠胀不适，纳眠可，大便调。舌暗红伴齿痕，苔薄黄，脉弦数。

证属湿热证，湿热壅滞下焦。治以清热利湿。

| | | | |
|---|---|---|---|
| 瞿麦10g | 萹蓄10g | 绵萆薢10g | 盐车前子10g |
| 黄柏10g | 薏苡仁30 | 大黄5g | 刘寄奴10g |
| 滑石20g | 苍术10g | 乌药10g | 甘草3g　　**7剂** |

二诊（2020-06-10）：患者诉服药后症状稍好转，纳眠可，二便调。舌淡红伴齿痕，苔薄黄，脉弦数。维持原方。10剂。

三诊（2020-06-24）：患者服药后排尿困难好转，小便频，寐纳可，二便调。舌淡红伴齿痕，苔薄黄，脉弦数。上方去刘寄奴，加石菖蒲5g。14剂。

**医案分析**　患者排尿不畅，尿黄，排尿灼热感，苔薄黄，脉弦数，属热证，可辨为热淋。热淋者，热蕴膀胱，水道不畅，艰涩难出。《诸病源候论》言："热淋者，三焦有热，气搏于肾，流入于胞而成淋也，其状小便赤涩。"方用八正散加减。原方滑石、木通为君，今以滑石为君，滑利水道；萹蓄、瞿麦、车前子、绵草薢通淋；黄柏、大黄清热，大黄更能导湿热从大便去；薏苡仁、苍术再助化湿之力。

**问题** 柯老师，能讲一下刘寄奴这药吗？

**解答** 《中华人民共和国药典》中示刘寄奴的功用为"活血祛瘀，通经止痛，凉血止血，清热利湿"，"用于跌打损伤，外伤出血，产后瘀痛……血淋，血痢"。自古以来，刘寄奴常用于金创、烫伤的外敷治疗。在民间传说中，此药取刘寄奴之名，即为南朝宋帝刘寄奴为将时，为受伤士兵寻药时而得。现代药理研究发现，刘寄奴具有抗菌、抗炎、止痛、消肿等作用。《玉楸药解》："刘寄奴……凡经期产后、汤火跌扑、血瘀诸证俱瘳，止便溺失血，金疮不收口并捷。"该患者长期排尿困难，排尿次数多，为防护尿道损伤，取刘寄奴止血、止淋作用，故加用刘寄奴。

# 上热下寒（1则）

姓名：戴某　性别：女　年龄：47岁　初诊：2019-08-05

患者3年余无明显诱因出现上半身热、下半身凉，伴有盗汗、乏力、短气等症状，既往有心脏扩张手术史，否认高血压、糖尿病病史。纳欠佳，眠可，二便调。舌淡，苔薄黄，脉细。

证属气血虚弱。治以补益气血。

| 炙黄芪 30g | 太子参 15g | 当　归 10g | 川　芎 10g |
| 丹　参 15g | 茯　苓 15g | 赤　芍 10g | 山楂炭 10g |
| 炒枳壳 10g | 陈　皮 3g | 熟地黄 10g | 炙甘草 3g　**14 剂** |

二诊（2019-08-19）：服药后诸症皆缓解，稍有泄泻，胃纳改善，小便调。舌淡，苔薄黄，脉细。予以原方去枳壳，共 14 剂。

**医案分析**　患者既往有心脏扩张病史，致使心脏射血乏力，故常出现短气、气促、胸闷、面色苍白等，与中医气血虚弱证相符。患者 3 年前行手术治疗后症状改善，但仍有上述气血虚弱表现。气血虚弱，阴阳均不得制衡，以致虚阳上浮，阴盛于下。此时若气血得补，则虚阳得以制、阴寒得以摄。故方以八珍汤加减，初诊方中黄芪、太子参补气，当归、川芎、丹参、赤芍补血行血，加枳壳以助行气运血，山楂炭、陈皮、茯苓顾护脾胃。

**问题**　柯老师，上热下寒的症状有哪些辨证？

**解答**　上热下寒症状的辨证颇多，如脾胃虚弱，脾处中焦，主运化、升清、统血，若脾胃功能失司，亦可导致上不得凉润、下不得温煦，出现上热下寒的症状。再如心肾不交，心居上焦，肾居下焦，二者联系密切，相互交通（《格致余论》："一升一降，无有穷已，故生意存焉。"），若升降失常，肾水不得升，心火不得降，即出现病变，其时又当明辨心气之"虚实"，肾气之"阴阳偏虚"。再有者，如该患者之气血虚弱。故临证时当四诊合参，细细探寻。

# 畏寒（1则）

姓名：汪某　性别：女　年龄：46岁　初诊：2019-10-15

畏寒8年余。患者8年前因一年内小产2次后出现畏寒、怕风，左侧肢体为甚，易感冒，纳眠可，大便稀、不成形，小便调。既往史无殊。舌淡红，苔薄白，脉沉。

证属肺卫不固、脾肾两虚，予补益脾肺肾三脏。

---

炙黄芪30g　　防风10g　　麸炒白术10g　　生地黄10g

茯苓10g　　扁豆衣10g　　太子参10g　　陈皮6g

盐补骨脂10g　　盐杜仲20g　　芡实20g　　甘草3g　　**7剂**

---

二诊（2019-10-28）：服药后怕风、怕冷等症状好转，自诉仍有后脑勺冷，大便成形，眠差，纳可。舌淡红，苔薄白，脉沉。予原方去地黄、茯苓，加百合10g、茯神10g。7剂。

三诊（2019-11-05）：患者仍有寐差。怕冷、便稀等症状明显好转。舌淡红，苔薄白，脉沉。上方盐杜仲减至15g，芡实减至15g，茯神加至15g。14剂。

**医案分析**　该患者畏寒、怕风、易感冒，乃肺卫不固，方以玉屏风散加减。黄芪为君，外敛汗，内补气；白术健脾敛汗；防风疏风散邪。患者便稀不成形，故再予四君子汤加减，补益脾胃；患者尺脉沉弱，加盐补骨脂、盐杜仲、芡实补肾温阳止泻。综上，该患者乃肺脾肾三脏皆有虚损，以调理三脏为要。

**问题**　该患者大便不成形，亦有肾气虚表现，合用四神丸如何？

解答　四神丸主要由肉豆蔻、补骨脂、五味子、吴茱萸组成，主治肾阳虚泄泻、腹胀、食少不化。但方中吴茱萸辛热燥烈，有小毒，而该患者肺脾肾三脏俱虚，体虚日久，平素易于感冒，恐吴茱萸有耗其津气之虞。故针对该患者，若用四神丸，可减少吴茱萸的用量或去之。

# 白塞病（1则）

姓名：蔡某　性别：男　年龄：52岁　初诊：2021-03-23

口腔溃疡10年，双下肢酸痛伴低热多年。3个月前站桩训练时受到干扰，自诉当时心烦意乱，当日回家后夜间双腿酸痛加重，下肢多发结节红斑，有压痛。2021-01-01逐渐出现行走困难，就诊于多家医院。2月前于杭州某医院诊断为"白塞病"，住院治疗后好转。现患者双下肢仍有结节，压之疼痛，时有发热，偶有胸部以上出汗。无畏寒、无胸闷气促等不适。舌红，苔白腻，脉细。

| | | | |
|---|---|---|---|
| 生地黄10g | 茯　苓15g | 山　药20g | 泽　泻10g |
| 山茱萸15g | 牡丹皮10g | 百　合10g | 合欢皮10g |
| 煅龙骨30g | 煅牡蛎30g | 淮小麦30g | 甘　草3g |
| 红　枣10g | | | **5剂** |

二诊（2021-03-30）：午后低热缓解，仍有夜间出汗，下肢仍有结节红斑。原方去红枣，加地骨皮10g。5剂。

三诊（2021-04-06）：午后低热、盗汗等均减轻，诉乏力、偶有腹胀。上方加枸杞子 15g。5 剂。

**医案分析** 该患者长期得不到明确诊断，心情焦虑急躁，情绪不稳。又自认为西药副作用大，难以坚持按医嘱服药。故柯老师从情志治疗入手，结合舌苔脉象，诊为肾阴虚证，治以滋补肾阴、安神解郁，予六味地黄丸＋百合地黄丸＋甘麦大枣汤加减。

**问题** 柯老师，白塞病的中医治疗有哪些选择？

**解答** 《金匮要略·百合狐惑阴阳毒病脉证治》："狐惑之为病，状如伤寒，默默欲眠，目不得闭，卧起不安，蚀于喉为惑，蚀于阴为狐，不欲饮食，恶闻食臭，其面目乍赤、乍黑、乍白，蚀于上部则声喝，甘草泻心汤主之。"郁热内蕴者，清热解郁，可予丹栀逍遥散；病欲作，见疮疡新起，可予龙胆泻肝汤。若疾病发展，神情恍惚，口腔、外阴、眼等见溃烂，可予甘草泻心汤。临证多变，不必拘泥。

# 脱证（1 则）

姓名：王某　性别：女　年龄：58 岁　初诊：2021-08-08

自汗 10 余年，加重 20 余天。患者自汗 10 余年，每至夏日自汗明显，吃饭、喝水都出汗，动则汗出、不动亦汗出，睡着后汗出方略减，每日换衣 5～6 次，畏风、畏水、不喜吹空调。7 月 15 日不慎吹较凉空调，因左侧面对空调，故左侧身体冰凉、热不起来还出汗，左肩和颈部肌肉拘挛，用热水冲洗和艾灸受凉部位后大量出汗，冰冷感略减。现汗出不均，部位不定，汗冷，时左手、时右手、时后背、时双腿，畏风明显，头晕，乏力，口干，胃纳不香，眠可，二便可。舌淡暗，苔少、根部略白厚，脉不详。患者数年内应用温阳通经、祛湿补气之中药、艾灸、针灸、火罐、黄芪加人参代茶饮等多种方法，稍有成效，但此番加重服用中药 1 周无效，每天站桩，畏风略减，出汗未见改善，辗转通过朋友求助柯老师，又因家住苏州、疫情出行不便，故通过微信向柯老师求方。

辨证为气阴两虚、卫气不固，治以益气生津、敛阴止汗。

| | | | |
|---|---|---|---|
| 炙黄芪 40g | 党　参 20g | 防　风 6g | 炒白术 10g |
| 麦　冬 10g | 五味子 5g | 煅龙骨 30g | 煅牡蛎 30g |
| 浮小麦 30g | 糯稻根 30g | 稽豆衣 10g | 葛　根 30g　**7 剂** |

二诊（2021-08-16）：上方罔效。舌淡暗，苔少、根部略厚。

| | | | |
|---|---|---|---|
| 野山参 10g | 炙黄芪 30g | 淡附片 10g | 麦冬 15g |
| 五味子 10g | | | **3 剂** |

服药后患者微信反馈，出汗一天比一天少，至 3 剂服完，只有早上醒来出一点点汗，后再无汗出不止。

**医案分析**　患者久汗，气津两虚，又逢遇寒后热熨法发汗太过，遂成脱证，元气大亏，阳气暴脱。肌表不固、津液外泄则冷汗淋漓，阳脱无以上达则头晕，阳脱失于温煦则肢冷，治宜益气回阳固脱。方中人参大补元气、益气固脱，附子回阳救逆、散寒助阳，温而兼润、补而能固；合用益气生津、敛阴止汗的生脉饮，人参补气、麦冬养阴生津、五味子收敛止汗；再加炙黄芪补中益气，共奏良效。

**问题** 柯老师，本患一诊时益气滋阴敛汗之品也很多，为何无效？

**解答** 一诊思路还是在自汗上，故用玉屏风散合生脉饮加敛汗止汗之品。患者告知无效时，再次审视病情，发现患者虽无神识昏迷、呼吸微弱、脉微欲绝等脱证典型症状，但气津本虚，过汗再伤阳、冷汗淋漓、汗出不止、肢冷、头昏，考虑按脱证治疗，果然奏效。故辨证准确仍是取效的关键。

# 血尿（1则）

姓名：杨某　性别：男　年龄：76岁　初诊：2019-09-04

反复血尿年余。患者1年前因前列腺癌晚期反复尿血，尿色暗红，或伴有血块，形体消瘦、腰部隐痛，纳欠佳，吞咽困难，眠一般，大便调。舌暗红，苔薄白，脉弦细。患者诉反复口服各种西药止血，症状均无明显改善。

证属气虚血瘀，治以活血散瘀止血。

予以龙血竭胶囊口服，一日3次，一次6粒，口服3天。

二诊（2019-09-07）：患者诉服药后血尿较前减少，昨起无明显血尿，舌暗红，苔薄白，脉弦细。予以龙血竭胶囊口服3天，中病即止。

追踪病历，至患者去世时，无再发血尿症状。

**医案分析** 患者反复尿血，尿色暗红，伴有血块，舌质暗红，一切皆为瘀血之象。清代唐容川《血证论》提出治疗血证的四大原则——止血、消瘀、宁血、补血。他指出："血既止后，其经脉中已动之血，有不能复还故道者……既有瘀血踞住，则新血不能安行无恙……旧血不去，则新血断然不生，而新血不生，则旧血亦不能自去也。……凡治血者，必先以去瘀为要。"故消瘀为第二要法。

**问题** 柯老师，为何选用龙血竭胶囊止血？

**解答** 患者前列腺癌晚期，反复血尿瘀阻膀胱，"离经之血，虽清血鲜血，亦是瘀血"（《血证论》）。明代医家缪希雍在《先醒斋医学广笔记》中提出治疗吐血三要法："宜行血，不宜止血……宜补肝，不宜伐肝……宜降气，不宜降火。"从病例来看，行血是针对瘀血而言，瘀血时间过久，经络不通，气血不和，脏腑得不到滋养，这时不能补，只能通。治疗原则是先活血通络，再培补脾肾。龙血竭胶囊主要成分是龙血竭，性味甘咸平，归肝经，有活血定痛、化瘀止血、敛疮生肌之效。此药既能散瘀，又能止血，止血不留瘀，适用于瘀血阻滞、血不归经之出血病证，又有敛疮生肌之功。

# 遗精（1则）

姓名：郑某　性别：男　年龄：13岁9个月　初诊：2019-07-15

反复遗精月余，患者1个月前在外游玩劳累后出现遗精，伴次数增多，甚则一周3～4次，稍乏力，夜间偶有盗汗，纳寐可，大便可，夜尿次数较多。在外院诊疗后，症状改善不明显，为进一步诊治来我科就诊。舌淡苔薄白，脉细数。

| 沙苑子 10g | 芡　实 20g | 生地黄 15g | 蒸萸肉 10g |
| 温山药 30g | 茯　苓 15g | 牡丹皮 10g | 泽　泻 10g |
| 煅龙骨 30g（先） | 煅牡蛎 30g（先） | | **10 剂** |

二诊（2019-09-04）：患者病史同前，服药后症状明显好转，遗精1次，无明显盗汗，无乏力，纳眠可，大便可，小便清长。舌淡，苔薄白，脉细。原方加金樱子 30g。14 剂。

**医案分析**　患者年岁较小，在外游玩劳累，耗伤肾气、肾阴，肾失封藏，精关失固，精液外泄，故遗精；感乏力，夜尿多，偶有盗汗，结合舌脉，为耗伤肾阴、肾气不固之象。患者病位在肾，与心肝脾相关，辨病属遗精，辨证属耗伤肾阴、肾气不固之证，治以补肾固精、养阴止汗，予以金锁固精丸合六味地黄丸加减。方中沙苑子益肾，为泄精虚劳要药，最能固精；沙苑子、山药补肾益精，龙骨、牡蛎涩精止遗，芡实、山茱萸补肾涩精；生地黄养阴清热，泽泻、牡丹皮、茯苓三泻，平衡肾阴肾阳。二诊时，患者服药后症状明显改善，加用金樱子固精缩尿，巩固疗效。后随访，患者症状好转。

**问题**　柯老师，遗精的辨证要点需要考虑什么？

**解答**　遗精包含因梦而遗精的梦遗和无梦而遗精的滑精，病因主要考虑劳心太过、欲念不遂、饮食不节、恣情纵欲等。辨证时首先要考虑分辨虚实，新病梦遗有虚有实、多虚实夹杂，久病滑精虚多实少，湿热下注多为实证；其次亦要辨别脏腑病位和肾虚之阴阳。

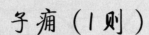

# 子痛（1则）

姓名：徐某　性别：男　年龄：73岁　初诊：2021-06-21

反复睾丸疼痛6年余。患者6年前无明显诱因出现睾丸疼痛，在外院诊疗后诊断为睾丸炎，具体用药不详，后反复发作。现睾丸疼痛，右下腹胀痛，纳寐可，二便可。舌淡红，苔薄黄，脉弦。

| 川楝子10g | 枳　壳10g | 白花蛇舌草30g | 土茯苓30g |
| 乌　药10g | 白　芍10g | 陈　　皮6g | 延胡索10g |
| 川　芎10g | 荔枝核10g | 当　　归10g | 北柴胡10g |
| 盐橘核10g | 仙鹤草20g | | **10剂** |

二诊（2021-07-05）：患者服药后症状较前好转，无明显右下腹胀痛，偶有睾丸疼痛，纳眠可，二便调。舌淡红，苔薄白，脉细。原方去仙鹤草，陈皮改青皮10g。14剂。

三诊（2021-07-19）：病史同前，患者服药后睾丸偶有疼痛，下肢偶有麻木。舌淡红，苔薄黄，脉弦。上方白芍改赤芍10g，加夏枯草20g。14剂。

四诊（2021-08-02）：病史同前，患者服药后症状明显好转，睾丸无明显疼痛，无胁部胀痛，无麻木感。舌淡红，苔薄黄腻，脉弦。上方去土茯苓、荔枝核，加浙贝母10g、法半夏10g。14剂。

五诊（2021-08-30）：病史同前，患者服药后自诉睾丸无疼痛，纳寐可，二便可。舌淡红，苔薄黄，脉细。原方14剂。

**医案分析**　患者平素情志不畅，郁怒伤肝，肝失疏泄，肝郁气结，经脉不利，血瘀痰凝，发于肾子，日久发为慢性子痛，故见反复睾丸疼痛、右下腹胀痛，结合舌脉，考虑为气滞痰凝之象。患者病位在肾子，与肝肾相关，辨病属子痛，辨证属气滞痰凝之证，治以疏肝行气、化痰散结，予以柴胡疏肝散加减。方中柴胡功善条达肝气而疏郁结，陈皮、枳壳理气行滞，白芍养血柔肝止痛，川芎、当归行气活血养血，川楝子、延胡索理气止痛，白花蛇舌草、土茯苓、仙鹤草清热解毒利湿，荔枝核、盐橘核行气散结止痛。二诊时，患者服药后症状较前好转，无明显右下腹胀痛，偶有睾丸疼痛，舌淡红，苔薄白，脉细，故原方去仙鹤草，改陈皮为青皮 10g，青皮主入肝胆，善于疏肝破气，以加强行气散结之效。三诊时，患者下肢偶有麻木，考虑有气滞血瘀之象，予赤芍活血凉血；仍偶有睾丸疼痛，加用夏枯草清肝散结。四诊时，患者症状明显改善，无睾丸疼痛，无明显麻木胀痛，舌淡红，苔薄黄腻，脉弦，考虑有内生痰热趋势，故予原方去土茯苓、荔枝核，加浙贝母清热化痰散结、法半夏燥湿化痰。五诊时，患者无睾丸疼痛，舌淡红，苔薄黄，脉细，予以原方 14 剂巩固疗效。

**问题** 柯老师，这个病案中的理气药有何侧重？

**解答** 这个病案中，我们可以看到理气药中的川楝子、枳壳、乌药、陈皮、青皮、橘核、荔枝核。其中，川楝子苦寒降泄，善清肝火，行气止痛，常与延胡索配伍止痛；枳壳可破气消痞，化痰散结；乌药行气散寒止痛，善治脘腹胀痛；陈皮理气健脾、燥湿化痰，青皮可疏肝破气、消积化滞，二者皆可理中焦之气而健胃，但陈皮性温而不峻、行气力缓、偏入脾肺，青皮则性较峻烈、行气力猛、苦泄下行、偏入肝胆；橘核与荔枝核都可行气散结止痛，主入肝经，且皆善治睾丸肿痛。川芎、延胡索虽是活血止痛药，但也有行气之效，且川芎为血中之气药，不仅可行气活血，且与当归相配，有助活血养血之效；延胡索"能行血中气滞，气中血滞，故专治一身上下诸痛"，与川楝子配伍为金铃子散，行气活血、清热止痛效果明显。

# 中医护理医案（2则）

柯老师不仅重视中医药的临床应用，对中医护理外治工作也同样关注。除了定期授课指导，遇有适合中医护理外治的患者也一并予以指导开展，以下介绍2例。

## 医案一

姓名：陈某　性别：女　年龄：48岁　初诊：2020-07-20

反复睡眠差2年余。患者2年前无明显诱因出现睡眠差，表现为入睡困难，情绪躁扰不宁，盗汗，夜寐易惊，惊醒后难以复睡，纳可，二便调。舌红，舌薄黄，脉弦。

证属心阴不足兼肝郁。治以养阴安神，疏肝解郁。

| | | | |
|---|---|---|---|
| 柴　胡 10g | 郁　金 10g | 当　归 10g | 川　芎 10g |
| 丹　参 15g | 百　合 10g | 酸枣仁 20g | 地　黄 15g |
| 柏子仁 10g | 远志肉 6g | 石菖蒲 10g | 红枣 10g |
| 石决明 30g | | | **7剂** |

二诊（2020-07-27）：服药后睡眠及情绪好转，仍有盗汗，二便调，舌红苔薄黄，脉弦。予以原方去川芎，共7剂。

三诊（2020-08-03）：服药后诸症好转，胃纳可，二便调，舌淡红，苔薄黄，脉弦。续以原方7剂。

外治法：

初诊：引阳入阴失眠推拿联合双侧足底涌泉穴艾灸，隔日1次，连续3次；配合居家每日口服中药药渣泡脚。

二诊：平衡火罐法，重点取穴心俞、肝俞、胆俞、脾俞、胃俞，联合双侧大陵穴、照海穴艾灸，一周1次，继续居家每日口服中药药渣泡脚。

三诊：耳穴压豆法，一周1次，连续3次，重点耳穴为神门、心、肾、口、肝、胆、枕。

复查，病患夜寐安，每夜能安睡6～7小时。

**医案分析**　该患者辨证为心阴不足。心阴不足，难守其神，故见心神躁扰；虚阳上浮，上扰清窍，故见入睡困难；神难守，窍不清，故夜寐易惊。故以当归、川芎、丹参、百合、地黄补养阴血。长期失眠，以致情绪抑郁，情绪抑郁则心神不安而难寐，恶性循环，故加柴胡、郁金疏肝解郁，以求标本兼治。

**问题**　柯老师，失眠现在发病越来越高，除了服药可有其他方便易行之法？

**解答**　《诸病源候论·虚劳病诸候上》云："昼行于阳，夜行于阴。其入于阴，常从足少阴之分肉间，行于五脏六腑。今邪气客于脏腑，则卫气独营其外，行于阳，不得入于阴；行于阳则阳气盛，阳气盛则阳跷满，不得入于阴，阴气虚，故目不得眠。"因此，引阳入阴，宁心安神是总则。推拿、针灸、拔罐、艾灸、中药泡洗等方法皆可。

## 医案二

姓名：尹某　性别：男　年龄：49 岁　初诊：2019-12-11

头痛时作月余。患者 1 个月前无明显诱因出现头痛，以左后头部为著，自觉跳痛，疼痛甚时难以入眠，晨起头目昏沉，偶有头晕，无视物旋转，感左肩部僵硬，纳尚可，时有恶心，口干，不多饮，多梦，大便干、2 日一行，小便可。平素工作压力大，长期饮酒 2 两 /d、吸烟 3 支 /d。查：血压 145/80mmHg。舌暗尖红、苔薄黄腻，脉弦滑。

证属风痰上扰，痰热蒙窍。治宜清热化痰，息风止痛。

| | | | |
|---|---|---|---|
| 夏枯草 10g | 炙甘草 10g | 竹茹 10g | 枳壳 10g |
| 桑　枝 30g | 片姜黄 15g | 蜈蚣 1 条 | 钩藤 15g（后下） |
| 蔓荆子 5g | 天　麻 12g | 黄连 3g | 陈皮 10g |
| 茯　苓 10g | 半　夏 10g | | **7 剂** |

二诊（2019-12-18）：头痛次数减少，痛势减轻。头昏稍有减轻，仍有左肩部僵硬，口干，寐差，二便可，舌暗、苔薄黄腻，脉弦滑。续方 10 剂。

三诊（2019-12-28）：头痛渐轻，左肩部僵硬缓解，余症皆见轻，舌淡、苔薄黄，脉弦滑。

| | | | |
|---|---|---|---|
| 柴　胡 10g | 黄芩 10g | 法半夏 15g | 党参 10g |
| 炙甘草 10g | 桂枝 10g | 白　芍 10g | 茯苓 30g |
| 白　术 10g | 泽泻 15g | 羌　活 10g | 防风 6g |
| 石菖蒲 10g | 红花 9g | 蜈　蚣 1 条 | **7 剂** |

外治法：该患者长期饮酒吸烟，痰热内生，脾气失健，加之平素工作压力大，肝气不疏，内生之痰上蒙清窍，表现为头目昏沉，左后头部疼痛，时有头晕、恶心。舌暗尖红、苔薄黄腻，脉弦滑，为痰热之象。采用刮痧兼以拔罐之法，循经以膀胱经、胆经、肝经分3次疏通。刮痧法基于辨证，运用刮痧板取各种不同手法作用于经络腧穴，一方面疏通腠理，使脏腑秽浊之气通达于外；另一方面可以疏通经络，通调营卫，使周身气血流畅。重点腧穴为风池、天柱、头临泣、丝竹空、太阳、肩井、隐白、太冲、行间、丰隆、风市、地五会、足临泣等。

**问题** 柯老师，该患者头痛以左边甚，伴以左侧肩部活动受限，何解？可有快速缓解之法？

**解答** "风为百病之长，头为诸阳之会"，很多原因均可导致头痛，多与风、火、痰、虚、瘀，以及肝、脾、肾三脏的功能失调有关。其中，主要以风邪、寒邪和血瘀最为常见。历代医家认为，头痛的发生主要责之于肝，尤其是偏头痛，与肝的关系尤为密切。头痛部位不同，可根据六经辨证确定外治之法。太阳头痛在头后部，下连于项；阳明头痛在前额与眉骨；少阳头痛在头之两侧，连之于耳，可放射至肩；厥阴头痛在头顶部，或连于目，厥阴肝脉会于颠。风阳上扰是头痛主要病机，外治法多从肝胆经出发，以疏通肝胆经瘀堵为宜。

# 跋

当本书即将付梓之时，我们"柯干名老中医传承工作室"全体15位成员怀着无比激动的心情，历经三个春秋，记录、总结和研习了我们敬爱的老师——柯干主任中医师——的经验和成果，终于成功地汇成了《柯干中医传承集》并得以出版，在此，谨向关心和支持中医药传承事业的浙江省台州医院党委和各级党组织、院领导、国医馆同仁，向社会各界热心人士，向柯干老师的同窗好友（师叔师伯）表示诚挚的问候和衷心的感谢！祝愿大家在各自岗位上百尺竿头，更进一步！同时身体健健康康、生活平平安安、日子快快乐乐、成就满满当当！

我们都是省内外中医药专业毕业的硕士、博士，我们有幸跟随柯干老师，在临床实践中，进一步研修医理，探讨药理，研习方剂，收获满满。更重要的是，在柯老师人格魅力的熏陶下，在大医精神的感召下，我们的医德正在自我提升、不断完善，而这些，又恰恰是一个医者的必备素养！前有"一日为师，终身为父"的古训，又有"学而不厌，诲人不倦"的箴言，我们庆幸师从柯老师，感谢柯老师，祝愿柯老师，愿永远做您的学生，学习路上，永不毕业！

中医文化，博大精深。"路漫漫其修远兮，吾将上下而求索"是我们日后的座右铭。

《柯干中医传承集》编辑组
2022 年 7 月 15 日

32枯